Auch ZÄHNE *parshippen!*

TZ

Ganzheitlicher Zahnmediziner
Dr. med. dent. Thomas H. Zell
Doctor of Dental Surgery

Auch ZÄHNE *parshippen!*

Wie wir die Beziehung zu unseren Zähnen stärken.

IMPRESSUM

Bibliografische Information der Deutschen Nationalbibliothek. Die Deutsche Nationalbibliothek verzeichnet diese Publikation in der Deutschen Nationalbibliografie; detaillierte bibliografische Daten sind im Internet unter: http://dnb.de abrufbar.

1. Auflage 2022, Rosenheim

Autor
Copyright © 2022 Dr. med. dent. Thomas H. Zell, DDS, Max-Josefs-Platz 22/II, 83022 Rosenheim. Alle Rechte liegen beim Autor.
Mail: info@dr-zell-dds.de
www.dr-zell-dds.de

Produktion & Projektmanagement
Pageturner Production GmbH, Irlachstr. 12, 83043 Bad Aibling,
Telefon: 08061 9829393
Mail: assistenz@pageturnerproduction.com
www.pageturnerproduction.com
Instagram: @pageturnerproduction

Projektmanagement: Annette J. Hildebrand und Isabella Kortz
Lektorat: Marek Firlej
Korrektorat: Andrea Durst
Cover, Innenlayout (inkl. Grafiken): Sania Haschemi
Buchsatz: Stephanie Bösel – Herzblut
Copyright Fotos: ©privat

Druck und Bindung: Overprintas GmbH, Blindžių Str. 7, LT- 08111 Vilnius
Telefon: +370 611 15026, print@overprintas.lt, www.overprintas.lt

ISBN: 978-3-949393-33-4

HINWEISE:

Rechtlich: Dieses Buch wurde vom Autor und seinen Mitarbeitern sorgfältig erwogen und geprüft. Eine Haftung des Autors und seiner Teampartner für Personen-, Sach- und Vermögensschäden ist ausgeschlossen.

Gendern: Obgleich ich den Leserinnen dieses Buches mit Respekt und Achtung begegnen möchte, sei mir meine Entscheidung verziehen, nicht gendergerecht geschrieben zu haben. Aus Gründen der besseren Lesbarkeit habe ich darauf verzichtet, alle Geschlechter explizit in der Sprache abzubilden. Sämtliche Personenbezeichnungen gelten gleichermaßen für alle Geschlechter.

Persönlich: NACH DEM BUCH IST VOR DEM BUCH!
Bei der Entstehung dieses Buches wurde mir sehr schnell bewusst, dass jedes einzelne Thema den Anspruch auf ein eigenes Buch hätte. Ich wollte aber keine Enzyklopädie verfassen, sondern ein Buch, das anregen soll. Ich bin mir darüber im Klaren, dass nach der Lektüre meines Buches nicht alle Fragen beantwortet sind. Daher möchte ich Sie, liebe Leser, herzlich einladen, mir zu schreiben. E-Mail: buch@dr-zell-dds.de Ich freue mich über Ihre Fragen, auf einen konstruktiven Erkenntnis-Austausch und über Wünsche und Anregungen!

INHALT

Einfürung 6
Sag niemals nie 14

1. Die Entstehung der Zähne 24
2. Die Funktion der Zähne 44
3. Leitsymptom – Hinweis des Organismus 52
4. Zähne, Störfelder und -herde 66
5. Aurachirurgie – modernes Heilen 106
6. Karies – Verfall der Zähne 140
7. Infektion & Inflammation – Feuerwehr im Körper ... 162
8. Knirschen und Pressen der Zähne 176
9. Unfälle und Defekte 186
10. Zähne – Tor zu Seele & Geist 200

Danksagung 209
Über den Autor 210
Schlusswort 211
Literaturverzeichnis 214

EINFÜHRUNG

EINFÜHRUNG

Trotz freidenkender Erziehung an der Georgetown Dental School in Washington, D. C., USA, mehrjähriger Assistenzzeit bei der Bundeswehr und in einer privaten Praxis in München sowie meiner eigenen Praxis und meiner stets offenen Denkweise war ich doch sehr stark geprägt von der Schulzahnmedizin, die einen jeden Anfänger begleitet, damit er ja nichts falsch macht, denn er arbeitet ja am nicht einfach austauschbaren Lebewesen. So blieb auch anfänglich Amalgam das Mittel der Grundversorgung für Zahnfüllungen, obgleich ich das Material und seine Verarbeitung nie leiden konnte, war es doch beim Einbringen in die Kavität und Kondensieren, also Verdichten, immer eine schmierige und unsympathische Angelegenheit. Aber ich hatte mich über die Jahre zum Wohle der Patienten damit arrangieren müssen, und das mit Erfolg, denn ich sehe heute noch Patienten mit den alten Amalgamfüllungen, die ich vor circa dreißig Jahren gelegt hatte.

Und hier stellt sich gleich die Frage, ob denn eine gute Füllung erneuert werden sollte, nur weil *vielleicht* der Patient sie irgendwann nicht mehr vertragen könnte? Bedenken wir, es muss doch bei jeder Erneuerung auch wertvolle Zahnsubstanz mitentfernt, das entfernte Material entsorgt, möglicherweise aus wertvollen Ressourcen Ersatzmaterial geschaffen und dabei auch noch während seiner Herstellung vielleicht viel Energie aufgebracht werden. Eine in der heutigen Zeit höchst brisante ökologische Frage, die leider viel zu oft in den Hintergrund gerät, stehen wir Ärzte doch vielfach durch unsere hohen Investitionen unter finanziellem Druck. Alles wurde und wird teurer. Krankenkassen sparen immer mehr; Gehälter, Arbeitgeberanteile, Mieten, Energie und Materialkosten steigen. Nur unsere ärztlichen Gebühren sind oft über Jahrzehnte festgelegt, und wenn sie in der Vergangenheit einmal erhöht wurden, dann in keinem Verhältnis zur Inflation oder den gestiegenen Lebenshaltungskosten. All das hat dazu geführt, dass neue Wege gesucht wurden, um Arztpraxen auf dem neuesten Stand und die Attraktivität des Berufes halten zu können. So musste auch aus der Medizin auf jedes Fach übergreifend ein Geschäft mit harter Kalkulation werden. Wer nur auf Goodwill gearbeitet hat, sah sich schnell den Banken, den Krankenkassen, den Kassenärztlichen Vereinigungen und der Politik ausgeliefert. In den Achtzigerjahren lagen die Zinssätze für ein gewerbliches Darlehen zwischen 12 und fünfzehn Prozent, der Kontokorrentzins sogar bei achtzehn Prozent. Unvorstellbare Summen flossen an die Banken, Gelder, die erst mal erwirtschaftet werden mussten. Kein Wunder, dass die Medien uns ständig verfolgt haben und behaupteten, die Medizin sei zu teuer und würde die Krankenkassen zu sehr belasten. Dabei haben Banken und Versicherungen weiter ihre Paläste gebaut, mit der Rechtfertigung, Sicherheiten oder Rücklagen für Kunden und Versicherte zu kreieren. Rein sachlich betrachtet müsste solch ein Vorgehen als Veruntreuung von Versichertengeldern angesehen werden. Es ist hingegen viel leichter, Ärzte zu verurteilen, weil sie sich vielleicht nach jahrelanger harter Arbeit ihren Traum eines Porsches verwirklichen. Dabei spielen sie nur das Spiel, dem sich ein jeder Bürger, wenn er sein Geld auf ehrliche Weise verdient hat, ausgesetzt sieht.

Aber nun zurück zu meiner persönlichen Entwicklung. Auch ich als Freidenker sah mich gefangen in der modernen Zahnmedizin, wollte weg von diesen hässlichen silbernen, ja fast schwarzen Amalgamfüllungen hin zur reinen, weißen, ästhetischen Zahnmedizin. Denn wer weiße Zähne hatte, dem stand die Welt offen, so hieß es in der Werbung und Vermarktung der *modernen Zahnmedizin*. Mit zunehmendem Interesse befasste ich mich mit dem gesundheitlichen Aspekt dieser neuen Zahnmedizin, um den prozentualen Anteil, dem die Schulmedizin nicht helfen konnte, immer kleiner werden zu lassen. Bezifferte sich dieser Anteil am Anfang der Jahre in meiner eigenen Praxis auf circa fünfundzwanzig Prozent, liegt er heute bei maximal fünf Prozent, wenn überhaupt er nicht gegen null tendiert. Eine stolze Entwicklung, die aber sicherlich, und da mache ich mir nichts vor, damit zusammenhängt, dass bekannt ist, dass ich ein ganzheitlich arbeitender Zahnarzt bin. Schließlich verirrt sich doch ganz selten noch ein rein schulmedizinisch denkender

Mensch in meine Praxis. Auch das kommt aber vor, und ich lerne nach wie vor meinen Teil. Ich lerne aus diesen Geschichten, dass nicht jeder Arzt für jeden Patienten der richtige ist und umgekehrt. Da lobe ich mir unsere großartige freie Arztwahl, für die ich mich immer entschieden einsetzen werde.

Dass ich gerade in den ersten zehn Jahren meiner etwas andersartigen Tätigkeit als Zahnarzt für verrückt erklärt wurde, war mir durchaus bewusst, und ich kam gut damit zurecht. Meine Entwicklung in Richtung ganzheitliche Zahnmedizin war meine Bestimmung und Berufung gewesen. Auch nach über fünfundzwanzig Jahren der Ausübung ganzheitlicher Zahnmedizin wird mir immer wieder verdeutlicht, dass meine Behandlungsweise nicht für jedermann bestimmt ist, da ich grundsätzlich davon Abstand halten möchte, Menschen zu standardisieren und zu schubladisieren. Hat nicht jeder Mensch das Recht, individuell gesehen und behandelt zu werden? Ich meine schon, denn jeder Mensch ist für mich einzigartig und besonders, wenngleich nicht immer sofort erkennbar, aber wenn man ihm einmal einfühlsam eine Chance gegeben hat, wird die Individualität fühlbar.

Diese Einzigartigkeit nenne ich die göttliche Individualität. Wir kennen sie auch aus der Pflanzen- und Tierwelt: Wenn durch Menschenhand geschaffene Monokulturen der Natur die Individualität genommen wird, wandeln sich dadurch ganze Ökosysteme, ja sie werden sogar vernichtet. Es entsteht ein Zustand, dem die gänzliche Freiheit der Entfaltung und Entwicklung und dadurch jegliche Individualität entzogen wurde.

Wenn ich hinfühle und hinspüre, erkenne ich, dass dieses Monodenken und -handeln von Natur aus gänzlich unerwünscht ist, ob für Flora und Fauna oder die Medizin. Dieses Denken und Handeln ist einzig und allein engstirnig und bequem! Das Denken und Handeln hin zur Individualität hingegen führt mich zu tiefer Dankbarkeit, Demut, innerer Zufriedenheit, zur ganzheitlichen Heilung, der Frage nach meinem Sein, hin zur ganzheitlichen, bedingungslosen Liebe, die, so glaube ich, wir alle in uns tragen und nach der wir uns im Tiefsten unseres Inneren sehnen, weil sie viel zu wenig gelebt wird.

Ich habe nie aufgehört, an diese besondere Individualität zu glauben, und ich sehe es als die größte übergeordnete Aufgabe von uns Ärzten und Therapeuten, für den Erhalt dieser Einzigartigkeit zu arbeiten und zu kämpfen. Bedenken wir Menschen, ob jung, ob alt, egal welcher Herkunft: Unsere Freiheit und unsere Zeit sind als bedeutender Teil dieser Einzigartigkeit das größte Geschenk und das höchste Gut auf Erden, das uns gegeben ist. Es obliegt daher der Verantwortung eines jeden Einzelnen von uns, diese Individualität des Seins zu bewahren, ja sie weiter auszubauen. Diese Verantwortung unterstreiche ich mit jedem Wort in diesem Buch voller Achtung und Liebe meines ärztlichen Seins.

- **Implantologie** bedeutet das Einbringen von künstlichen Wurzeln zur Verankerung von Zahnersatz.

- **Parodontologie** ist die zahnmedizinische Disziplin, die sich mit den Krankheiten und Therapien des Zahnbettes, das heißt des Weich- und Hartgewebes, das den Zahn säumt, befasst.

- **Testungen** Das Verfahren der Testungen bedeutet, Zustände, Schwächen, Blockaden, Unverträglichkeiten erfahren und Diagnosen stellen zu können, auf einfache und schnelle Weise.

- **Akupunktur** ist eine traditionelle chinesische Heilmethode, bei der feine Nadeln in bestimmte Körperpunkte gestochen werden. Durch diese Reize werden körpereigene Regulationsmechanismen angeregt und Selbstheilungskräfte aktiviert.

- **Hypnose** ist nach Dr. phil. Dipl.-Psych. Gerhard Burkhard die Kunst, jemanden mithilfe der Vorstellungskraft in eine alternative Wirklichkeit zu führen und dort jene Erfahrungen machen zu lassen, die zur Bewältigung aktueller Probleme oder Symptome hilfreich sind.

Aus dieser Ideologie heraus entstand in mir immer wieder der Drang nach weiteren Fort- und Ausbildungen in Implantologie•, Parodontologie•, Testungen•, Homöopathie, Akupunktur•, Hypnose•, Organstärkungen (vor allem von Leber, Galle, Nieren und Nebennieren) und schließlich in Aurachirurgie. Jede Art der Behandlung hat ihren Platz und findet immer wieder Anwendung, wenn erforderlich, um Behandlungserfolge in Richtung 100 Prozent zu erreichen. Um zu diesem Ziel zu gelangen, ist dringend erforderlich, dass der Patient mit der für ihn individuell ausgearbeiteten Therapie konform geht und diese konsequent verfolgt, auch wenn das bedeutet, dass er dabei sein ganzes Leben verändern muss.

SAG NIEMALS NIE

Es heißt, Angst sei ein schlechter Berater – obgleich sie uns vor Gefahren und irgendwelchem Unsinn bewahrt, hindert sie uns immer wieder daran, der Mensch zu sein, der wirklich in uns steckt. Ich bin dabei keine Ausnahme. Wir müssen ja nicht gleich bungeespringen oder uns mit einem Fallschirm aus einem Flugzeug stürzen, um uns zu beweisen, dass wir keine Angst haben. Ich glaube, jeder Mensch hat vor irgendetwas Angst, und sei es nur vor dem Zahnarzt. Na ja, vielleicht nicht jeder, klammern wir mal Menschen wie den Dalai Lama aus. Ich selbst hatte als Kind sehr viel Angst! Meine Zwillingsschwester turnte gerne am Reck. Ich nicht. Ich hatte viel zu viel Angst. Ich ging ungern alleine in den Keller, erzählte aber niemandem davon, war ich doch für meinen vier Jahre älteren Bruder sowieso schon das »Weichei« der Familie.

Mein Vater war Jäger und hat mich oft auf einen Hochsitz gesetzt – alleine! Sobald es dunkel wurde, bekam ich Angst. Auch wenn ich das Revier kannte und begeistert von der Natur, der Flora und Fauna war, blieb die Angst, auch nach vielen Wiederholungen. Eine Besserung war erst im Teenageralter in Sicht. Mein Bruder hatte recht, ich war ein Weichei, und bin es zum Teil auch heute noch, obgleich ich sehr wohl meinen Mann stehen kann, wenn es darauf ankommt.

Als Kind konnte ich meinen Vornamen Thomas nicht besonders leiden. Er war mir zu hart. So gab ich mir im Alter von zehn Jahren den Namen Tommy. Dass wenig später, 1969, The Who● die Rockoper *Tommy* veröffentlichten, bestätigte mir, dass mein neuer Name goldrichtig war. Tommy ist in der Rockoper ein Junge, der durch ein Trauma sein Gehör, seine Sprache und sein Augenlicht verliert und dadurch lernt, völlig intuitiv durchs Leben zu gehen, dann sein wahres Ich findet und schließlich durch ein erneutes Trauma wieder geheilt wird. Alle Familienmitglieder, Freunde und Mitschüler nannten mich fortan so und ich fühlte mich sehr wohl dabei. Ich stand zu meiner Herzensweichheit und wollte mein Mitfühlen für andere Wesen schon immer ausleben.

Das, und die Achtung vor den würdevollen »Weißkitteln«, hat in meiner frühen Kindheit schon tief in mir den Wunsch entstehen lassen, einmal Arzt zu werden. Ein Arzt war für mich immer etwas Besonderes gewesen, eine wahrhaft imposante Erscheinung, die sich um das Wohl der Menschen oder der Tiere kümmerte und über unglaubliches Wissen zu verfügen schien. Doch meine schulischen Leistungen führten mich schnell in die Realität zurück und zu der Erkenntnis, dass dieser Beruf vielleicht eher ein unerfüllter Wunsch bleiben würde, als ich hörte, dass nur die Besten der Besten Arzt werden konnten – und bei mir war nicht einmal der Übertritt aufs Gymnasium sicher.

● **The Who** war eine der bedeutendsten britischen Rockbands der 1960er- und 1970er-Jahre.

Je älter ich wurde, desto größer wurde mein Interesse an der menschlichen Seele, und meine Affinität zur Liebe und zur Gefühlswelt wurde stärker. Durch das Hobby Reiten, das uns unsere Eltern ermöglichten, wurde die Bindung zu Tieren noch verstärkt. Obwohl wir als Jäger auch immer mehrere Hunde hatten, die echte Familienmitglieder waren, bedeutete ein eigenes Pferd noch mal mehr für mich. Eine ganz innige Seelenverbindung und Gefühlsintimität entstand zwischen mir als Mensch und meinem Pferd als Tier, wie ich sie nie zuvor erlebt hatte. Aber nicht nur die besondere Beziehung zu meinem Pferd Abdullah öffnete mein Herz ein erhebliches Stück mehr, sondern auch die Bekanntschaft mit einer jungen Dame, der Tochter der Gutshofbesitzer, bei denen wir unsere Pferde untergestellt hatten. Unzählige Ausritte an Wochenenden und in den Ferien erlaubten uns, einander näher kennenzulernen, und so kam es, dass wir uns während zwei romantischer Wochen Pfingstferien ineinander verliebten. Sie war zwei Jahre älter als ich und stand damit ein Jahr vor dem Abitur.

Selbstverständlich beschäftigte sie sich mit der Berufswahl. Zahnmedizin sollte es werden. Viele tiefsinnige Gespräche und ein Austausch von Gefühlen verbanden uns in unserer Weltanschauung und der Auffassung einer ähnlichen Lebensethik und bekräftigten alsbald auch meinen Wunsch für die Zahnmedizin. Nicht glaubend, jemals an einer zahnmedizinischen Fakultät studieren zu können, waren doch meine Schulnoten zu schlecht, überredete mich meine Freundin, es doch zu versuchen, denn ich hätte alles Zeug dazu, ein begnadeter Zahnarzt zu werden. Das war zumindest ihre Meinung. Fingerfertigkeit, Genauigkeit, handwerkliches Geschick, Gefühl, Interesse und Liebe für Menschen und andere Wesen dieser Erde, Willenskraft und Motivation sollten mich zu meinem Ziel führen. Seit diesem Zeitpunkt ließ mich, trotz meiner Selbstzweifel, die Zahnmedizin nicht mehr los. So organisierte mir meine Freundin im internen zahnmedizinischen Labor ihres damaligen Zahnarztes einen Praktikumsplatz für eine Woche. Ich war total begeistert und sah meine tiefe Berufung für Zahnmedizin und -technik bestätigt. Die Selbstzweifel schwanden immer mehr, und je älter ich wurde, desto klarer wurde mir, dass ich genau dieser Berufung folgen musste.

Wie durch eine göttliche Fügung wurde ich vorbereitet für meinen späteren Lebensweg, und so lernte ich auch immer wieder Menschen kennen, die mir halfen, mein Ziel zu erreichen.

Weder als Kind noch als Teenager wollte ich zum Militär. *Nie!* Jeder Kriegsfilm, der mir begegnete, ließ mich in mein Zimmer flüchten. Dort weinend auf meinem Bett zurückgezogen, dachte ich voller Unverständnis über die Welt nach, wie grausam sie und ihre Menschen doch sein können. Die Frage, was ich denn hier auf Erden zu tun hätte und ob ich überhaupt hierher gehörte, beschäftigte mich in meiner gesamten

Jugendzeit immer wieder. Das Thema der Bipolarität oder Gegensätzlichkeit ließ mich nicht los und verstand ich nicht. Wo Gutes ist, ist auch Böses. Wo Licht ist, ist auch Schatten. Auch mein Elternhaus strahlte für mich Wärme, aber auch Härte und Kälte aus. Nur der Gedanke der Vernunft gab mir einen Grund für den Krieg, den meine Vorfahren erlebt hatten. In meinen Augen konnte nur der Krieg diese warmen Seelen so abgekühlt haben.

Ich hatte, wie bereits erwähnt, einen vier Jahre älteren und anderthalb Köpfe größeren Bruder, der mich am liebsten gegängelt und körperlich gequält hat. Schnell erkannte ich, dass dem mit liebevoller Begegnung kein Einhalt geboten werden konnte. Ich musste Grenzen setzen und mich wehren, wenn es sein musste, sogar mit Gewalt. Im Alter von circa vierzehn oder fünfzehn Jahren, zu Zeiten des Kalten Krieges und der Ost-West-Konfrontation mit dem Wahnsinn des Wettrüstens von Warschauer Pakt• und Nato, wurde mir bewusst, dass auch hier Grenzen aufgezeigt werden mussten, wenn »die Russen«, obgleich nur durch propagandistische Aussagen provoziert, angeblich uns Deutschen drohten, sie würden innerhalb von acht Stunden den Rhein erreichen und uns mit ihren vielen Panzern überrollen und besetzen. Die Vorstellung, dass durch einen solchen Gewaltakt uns Deutschen die

• Der Warschauer Pakt war ein vom Westen bezeichnetes Bündnis, das die nach dem Zweiten Weltkrieg durch den Warschauer Vertrag von 1955 bis 1991 zusammengeschlossenen Ostblockstaaten begründete.

Freiheit und Selbstentscheidung genommen werden könnte, war für mich unvorstellbar und gänzlich inakzeptabel, und ich wurde wieder jäh an das Verhalten meines Bruders mir gegenüber erinnert. Manch anderer sah das Verhalten als reines Säbelrasseln an. Ich nicht, denn ein bisschen Wahrheit ist generell in Äußerungen verborgen. Für mich sollte doch eher eine Wiedervereinigung von BRD und DDR angestrebt und verwirklicht werden. Wie die folgenden, jahrzehntelangen Verhandlungen bewiesen, war an keine Wiedervereinigung zu denken, alles blieb wie es war. Ich sah ein, dass ich nur meine Einstellung ändern konnte und dadurch systematisch bereit wurde, meinen Teil beizutragen und dabei zu helfen, mein geliebtes Bayern und Deutschland zu beschützen. So leistete ich brav nach dem Abitur meine fünfzehn Monate Wehrdienst bei der Bundeswehr als Gebirgsjäger ab, zuerst in Neuburg a. d. Donau zur Ausbildung als Melder und später in Mittenwald bis zum Dienstgrad des Obergefreiten. Ich fühlte mich am Anfang wie im Gefängnis, aber ich musste als Soldat lernen, mit allem zurechtzukommen, was ich bislang erfolgreich vermieden hatte, war ich doch recht behütet aufgewachsen. Viele wehrdienstleistende Ärzte beendeten ihren Dienst im Sanitätswesen als Stabsärzte. Ich hingegen wollte meinen Wehrdienst bei den Gebirgsjägern zu Ende führen. Erst im Nachhinein wurde mir bewusst, dass diese Zeit beim Militär mich, wie bereits oben erwähnt, auf die bevorstehende Zeit meines Auslandsstudiums vorbereiten sollte.

Ich wollte *nie* weg von zu Hause oder meinem geliebten Bayern. Meine Berufung war und blieb seit meinem fünfzehnten Lebensjahr die Zahnmedizin. Wegen eines mittelmäßigen, ehrlicherweise sogar schlechten Abiturs war mir die Aufnahme in eine deutsche zahnmedizinische Fakultät verwehrt geblieben, damals zum Pech, später zum Glück. Ich sollte für mein Studium ins Ausland gehen, um mein Selbstbewusstsein und meine Selbstständigkeit weiter zu stärken. Das war mein Weg. Jegliche Angst, jede Aussage, die ich in jugendlichem Alter getätigt habe, war durch den eindringlichsten Wunsch der Berufswahl zerstreut, und so ging ich nach Amerika, um meiner Berufung zu folgen. Vier Jahre College mit einem Bachelor-Abschluss waren erforderlich, um mich endlich für das Zahnmedizin-Studium in Amerika bewerben zu können. Vier lange Jahre neben der anfänglichen Sprachbarriere, der harten Studienarbeit, hielten mich in Atem, in der Ungewissheit, ob ich es denn schaffen würde.

Im Studium der Zahnmedizin endlich angekommen, gab ich öffentlich zu, *nie* chirurgisch tätig sein zu wollen, die Verantwortung erschien mir damals einfach zu groß. Obgleich ich eine solide chirurgische Ausbildung während meines Studiums erhielt, hatte ich nach meiner Rückkehr nach Deutschland doch noch Nachholbedarf bei so manchen chirurgischen Techniken. Ich war gezwungen, nach der Anerkennung meiner amerikanischen Promotion, dem *Doctor of Dental Surgery (DDS)* und meines Diploms eine zweijährige

Assistenzzeit zu absolvieren, um mich frei niederlassen zu können. So ergaben sich Wehrübungen als Assistenzarzt bei der Bundeswehr. Ich verbrachte sieben Monate davon in der kieferchirurgischen Abteilung des Bundeswehrkrankenhauses Ulm, das an die Universitätsklinik angegliedert ist. Ich lernte die Kieferchirurgie von einer anderen Seite kennen, und ich wurde sicherer, der Verantwortung gewachsen zu sein. So wurde die Chirurgie zu einem meiner Steckenpferde, und schließlich sollte ich meinem *Doctor of Dental Surgery* alle Ehre machen.

Ich wollte *nie* ein Buch schreiben – und heute halten Sie es in Händen. Als Gymnasiast musste ich für das Fach Deutsch wöchentlich einen Aufsatz schreiben. Lange Sätze waren mir damals schon nicht fremd, und Thomas Mann liebte ich dafür. Ich dachte, das wäre doch gutes Deutsch, und versuchte mich an Kunstwerken nach der Art von eben Thomas Mann. Zwei Tage vor dem Abgabetermin sollte ich standardmäßig mein Werk meiner Mutter und meinem Bruder zur Beurteilung und Korrektur vorlegen. Die Beurteilung fiel stets schlecht bis ungenügend aus. Die Korrektur endete immer als Zerpflückung des für mich so genialen Schriftstückes. Die Sätze seien zu lang und der Inhalt unverständlich gewesen. Mein Bruder äußerte sich meistens mit den Worten: »Deinen Unsinn versteht doch kein Mensch.« Mein Deutschlehrer gab mir dann gegen Ende des neunten Schuljahres den Rest. Er bat mich eines Tages nach dem Unterricht zu einem Gespräch vor dem Klassenzimmer. Er kam auf mich zu und begann sein Plädoyer: »Zell, ich werde Ihnen dieses Jahr im Endzeugnis eine Fünf geben und mich dafür einsetzen, dass Sie die neunte Klasse wiederholen. Sie sollen sich dadurch für die zehnte Klasse vorbereiten, um danach mit einer, sagen wir durchschnittlichen Mittleren Reife von der Schule abgehen zu können.»Das Abitur schaffen Sie sowieso *nie*!« Ich sagte mir sofort insgeheim: »Das werden wir ja sehen.« Dieser Deutschlehrer war nie »mein Freund« gewesen, aber ich habe immer brav pünktlich meine Hausaufgaben abgeliefert und versucht, mir nichts zuschulden kommen zu lassen. Nach diesem Satz jedoch waren wir gänzlich entzweit, und ich war froh, ihn ab Ende der neunten Klasse nicht mehr als meinen Lehrer sehen zu müssen. Ich durfte aufgrund einer bestandenen Nachprüfung in die zehnte Klasse aufrücken und bekam eine neue Deutschlehrerin, die mit viel Verständnis auf jeden Schüler einzugehen versuchte. Ich hatte wieder Spaß an der deutschen Literatur und schaffte mein Abitur.

Sag also niemals nie!

Mein Ergebnis aus diesen erzählten Erfahrungen lässt sich in wenigen Worten zusammenfassen:
Folgen Sie Ihrem Weg, fokussiert und mit Willenskraft. Sollten Sie Affirmationen zu Hilfe nehmen, so formuliere sie stets mit positiven Worten, also ohne Negierung, wenn Sie das »Ich« stärken möchten, denn das Unterbewusstsein versteht keine Negierung. Das ist kein Scherz, sondern wissenschaftlich erwiesen.

DIE ENTSTEHUNG DER ZÄHNE

KAPITEL 01

Zähne sind ein göttliches Gebilde und verdienen mehr Beachtung, als ihnen im Allgemeinen zuteil wird. Sie als Leser könnten natürlich sagen: »Na klar, das muss ein Zahnarzt doch sagen!« Aber wenn Sie auch nur ein wenig in diesem Buch lesen, werden Sie sehen, wie vielfältig Zähne sind. Sie sind mit allen anderen Organen des Körpers verbunden und damit unglaublich wichtig im ganzheitlichen Sinne.

DIE ENTSTEHUNG DER ZÄHNE

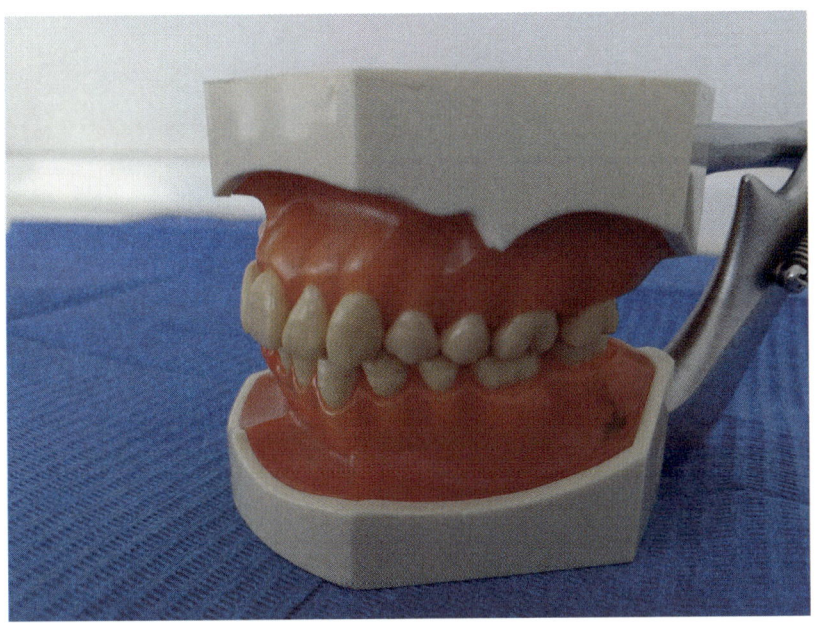

So soll das fertige Gebiss nach der Entstehung idealerweise aussehen. Das Modell zeigt, wie die Zähne von Oberkiefer und Unterkiefer ineinander greifen, also parshippen.

Zähne entstehen aus einer der drei embryonalen Zellschichten, auch *Keimblätter* genannt. Es ist das Keimblatt Endoderm, das innere Keimblatt, das die Zahnkeime, einfache Bindegewebssäcke, die allerdings die Information »Zahn« haben, entwickeln lässt. Aus genau diesem Keimblatt entstehen auch die Mundschleimhaut und das Rektum•.

Deshalb ist es auch verständlich, dass die zahnärztliche Behandlung im Mund ähnliches Vertrauen erfordert wie eine rektale Untersuchung, denn wer lässt sich schon gerne in den Mund, geschweige denn in die andere Seite des Verdauungstraktes schauen!

Dennoch dürfen wir nicht vergessen, dass dieser im Mund beginnt und am Anus aufhört und dass das, was wir oben hineinführen, unten, zwar in etwas abgewandelter Form, aber wissenschaftlich vielfach erforscht und belegt, wieder rauskommt. Auch wenn es uns unangenehm ist, wäre es gesundheitlich betrachtet für uns wertvoll, wenn wir uns mehr damit beschäftigen würden, welche Lebensmittel wir uns einführen und wie wir es tun. Als Essenz können wir grundsätzlich sagen, dass das, was unseren Zähnen guttut, auch unserem Verdauungstrakt guttut. Somit ist die Ernährung ein außerordentlich wichtiges Thema für unsere Gesundheit, aber mindestens ebenso bedeutsam für die Entstehung der Zähne. Sogar die Zahnstellung hat einen extremen Einfluss auf den Körper.

• **Rektum**, auch Enddarm genannt, ist der Abschnitt des Dickdarms vor dem After.

Wir wissen alle, dass Zähne eine wichtige ästhetische Funktion haben, sie stehen jedoch auch in enger Beziehung zur skelettalen Anordnung unseres Körpers. Das heißt, die Zahnstellung beeinflusst die Muskulatur und Sehnen, die in Verbindung zu anderen knöchernen Körperteilen stehen. Das bedeutet, dass jeder Kaumuskel über seine Sehnen die Position von Schädelknochen und damit der Halswirbel prägt. Sogar das Zungenbein, das als einziger Knochen des menschlichen Körpers nicht direkt verbunden ist mit einem anderen Knochen, wirkt auf die Halswirbelsäule. Weitere Verbindungen über die Halswirbelsäule zum gesamten Schultergürtel und der Wirbelsäule entstehen und beeinflussen wiederum die Stellung der Hüfte und der Extremitäten wie Arme und Beine. An diesem Beispiel wird uns verdeutlicht, dass alles in unserem Körper anatomisch verbunden ist, aber nicht nur anatomisch, sondern ebenso energetisch durch Nerven-, Flüssigkeits-, Blut- und Lymph- oder Energiebahnen (zum Beispiel Meridiane).

Ein Beispiel aus dem Berufsalltag: Eine Patientin kam in meine Praxis mit Beschwerden an der Halswirbelsäule. Bei meiner Befundaufnahme stellte ich fest, dass der obere linke Eckzahn einen Frühkontakt hatte, das heißt zu hoch war und beim Zubeißen als Erster Kontakt mit seinem Gegenzahn bekam. So entstand eine Überbelastung und eine Spannung der Muskulatur, die übertragen wurde auf die Schädelmuskulatur und die damit verbundenen Knochen, inklusive der Halswirbelsäule. Mit dem Bewusstsein, dass Eckzähne direkt mit der

Leber verbunden sind, konnte ich auch eine Blockade und Schwäche der Leber diagnostizieren. Nach Aufklärung und Zustimmung der Patientin reduzierte ich den Zahn, ließ aber die Patientin nicht zubeißen, testete dafür sofort nach und stellte im gleichen Augenblick fest, dass sämtliche Störungen beseitigt waren. Das war für mich der Beweis, dass der Körper andere Informationswege nutzt als nur den physischen Kontakt und damit Informationen auch blitzartig weitergibt. Ich konnte genau diese Feststellung noch unzählige Male machen, bis mir klar wurde, welch ein phänomenales Kunstwerk der Körper ist. Und so frage ich mich immer wieder als Arzt, ob es nicht doch eine höhere Macht geben muss, die uns Geschöpfe erschuf, statt dass, wie die Wissenschaft uns erklärt, wir und andere Lebewesen aus einer Evolution heraus entstanden sein sollen.

Aber nun wieder zurück zur Entwicklung der Zähne. Sehen wir uns die embryonale Entwicklung an, so ist es an sich schon faszinierend, dass letztlich eine befruchtete Eizelle über das Stadium eines runden »Klumpens« von Zellen – Morula• genannt – zu einem hochkomplexen Körper wie dem des Menschen wird.

Im dritten Schwangerschaftsmonat ist bereits das zentrale Nervensystem fertig entwickelt, sodass im Embryo bereits jede Funktion angelegt ist. Embryonale Stammzellen wissen genau, was aus ihnen werden soll, so natürlich auch die

• *Morula – auch als Maulbeerkeim bezeichnet – ist ein kugeliger Organismus, bestehend aus 16 bis 32 Zellen (Blastomere).*

Zellen, aus denen sich Zähne entwickeln sollen. Mit anderen Worten: Es werden schon im Mutterleib (*in utero*) die Grundlagen für die Zähne gelegt. Zahnkeime sind bereits im Kiefer des Embryos sichtbar. So ist es nicht verwunderlich, dass bereits in den Schwangerschaftsmonaten die Entwicklung von Zähnen beeinflusst wird, zum Beispiel durch Ernährung oder Nikotinabusus der Mutter.

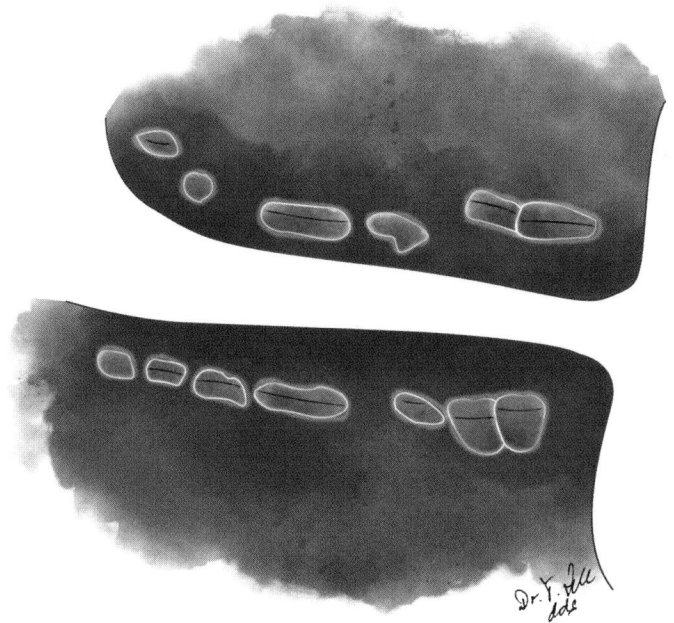

Zahnanlage in utero, 7. Monat pränatal.

Auch der Geist und die Psyche des entstehenden Wesens hinterlassen Spuren, denn der Embryo nimmt Schwingungen auf, die dem Mutterleib zu nahe kommen. Als erstes Sinnesorgan entwickelt sich auch noch das Gehör, das die Wahrnehmung unterstützt.

Auch wenn er noch keine Worte sinngemäß versteht, erkennt der Embryo oder Fötus den Unterton. Es heißt nicht umsonst: »Der Ton macht die Musik.« Ähnlich wie Pflanzen können Föten sehr wohl unterscheiden zwischen einerseits freundlichen, wohlgesonnenen und andererseits unfreundlichen, abweisenden Tönen. So kann es auch schon sehr früh zu Schwangerschaftstraumata kommen, die uns Menschen möglicherweise ein ganzes Leben begleiten.

Zurück zur Morula: In dieser kugelförmigen Zellansammlung bilden zwei gegenüberliegende Punkte je einen Pol. Bereits in diesem Zustand wird festgelegt, welcher Pol der Kopf und welcher der Steiß sein wird. Die Verbindung der zwei Pole stellt die Grundlage für das zentrale Nervensystem und die Wirbelsäule dar. Diese beiden Pole entfernen sich voneinander und die Kugel wächst in die Länge.

Ein Gebilde von der Form ähnlich wie ein Laib Brot entsteht. Nun stelle man sich vor, dass die seitlichen Teile gleichzeitig und gleichmäßig nach unten wachsen und sich nach Einschluss des so entstehenden Hohlraumes wieder vereinen, vergleichbar einer Rolle. In diesem Hohlraum entstehen später die inneren Organe. Gelingt diese Wiedervereinigung nicht exakt und kommt es nicht zum Verschließen der zwei seitlichen Teile, können Lippen-, Kiefer- oder Gaumenspalten entstehen, die nach der Geburt durch mehrfache, aufwendige plastische chirurgische Eingriffe geschlossen werden müssen.

In diesem nun entstandenen Körper wird dann eine Einschnürung initiiert, die den Kopf sichtbar vom Rumpf unterscheidet, während jeweils vier Extremitäten an den Ecken des Rumpfes wachsen. Spätestens zu diesem Zeitpunkt, und das ist meine Überzeugung, liegt bereits eine Zelle im Kopfbereich, die für die Entstehung eines jeden Zahnkeims verantwortlich zeichnet. Von nun an entwickelt sich vieles zeitgleich. Neben den sich bildenden Sinnesorganen formieren sich Verdauungstrakt, Nieren, Herz und Lunge und schließlich Füße mit Zehen und Hände mit Fingern. Sobald alle Organe entwickelt sind, fließt die Hauptenergie prinzipiell in das Wachstum.

Ich habe hier die embryonale Entwicklung absichtlich sehr vereinfacht dargestellt, damit sich der Leser nicht in Details und damit den Überblick verliert. Die Zahnentwicklung hingegen soll etwas genauer erklärt werden.

Es ist ganz normal, dass Kinder erst mal ohne Zähne das Licht der Welt erblicken. In Einzelfällen ist es aber durchaus möglich, dass im Unterkiefer und/oder im Oberkiefer bereits die mittleren Schneidezähne durch das Zahnfleisch blitzen. Zum Nachteil der Mutter, die natürlich stillen möchte, und sich so schnell Entzündungen an der Brust zuzieht, wenn das Neugeborene oder Baby bereits mit Zähnen daran saugt.

Bei der Zahnentwicklung gibt es aber auch Unterschiede. So gibt es frühzahnende und spätzahnende Kinder. Keines der beiden muss von Nachteil oder Vorteil sein.

Wissenschaftler und Mediziner sind sich einig, dass die Muttermilch den Zähnen nicht schadet, eher Vorteile in sich birgt, da die Muttermilch alles bereitstellt, was für das gesunde Wachstum notwendig ist. Vitamine, Mineralien und Abwehrstoffe, die das Neugeborene noch nicht selbst produzieren, der Erwachsenennahrung entziehen, isolieren und aufnehmen kann, sind in diesem wertvollen Naturprodukt, der Muttermilch, enthalten.

Obwohl in Mitteleuropa die Regale voll sind mit Ersatz-Baby- oder Kindernahrung, ist die Muttermilch kaum zu ersetzen. Insbesondere die noch so empfindliche Schleimhaut des jungen Verdauungstraktes benötigt dringendst natürliche Enzyme und Bakterien, um einen ordentlichen störungsfreien Stoffwechsel zu gewährleisten, gibt es doch nichts Schlimmeres als Babys oder Kleinkinder, die Schwierigkeiten mit der Verdauung haben. Abgesehen von dem Mangel an wichtigen Stoffen kann es durchaus schon zu Schäden an den Zähnen kommen, etwa wenn sie schon durchgebrochen sind durch zum Beispiel Erbrechen und damit der Magensäure und Ähnlichem ausgesetzt sind.

Wir Mediziner bezeichnen eine Zahnentwicklung als normal, wenn die mittleren Milchschneidezähne im Alter von sechs bis zwölf Monaten das Zahnfleisch durchbrechen. In der Regel erscheinen die unteren Schneidezähne vor den oberen. Es folgen die seitlichen Schneidezähne, die Milchbackenzähne und zum Schluss die Milcheckzähne, sodass zwischen zweieinhalb und drei Jahren das Milchgebiss vollständig in der Mundhöhle zu sehen ist. Milchzähne sind selbstverständlich der Körpergröße der Kinder entsprechend kleiner als permanente Zähne, heller in der Farbe und nicht so widerstandsfähig. Sie müssen ja auch – Ausnahmen bestätigen die Regel – kein Leben lang halten. Wenn sie ersetzt werden, werden durch den Druck der nachwachsenden permanenten Zähne die Wurzeln der Milchzähne abgebaut, bis Letztere nur noch durch Fasern des Zahnfleisches gehalten und dann wegen der starken Lockerung abgestoßen werden. Bevor dieser Prozess beginnt, findet jedoch im Alter von sechs Jahren der erste permanente Backenzahn hinter den letzten Milchbackenzähnen seinen Weg in die Mundhöhle.

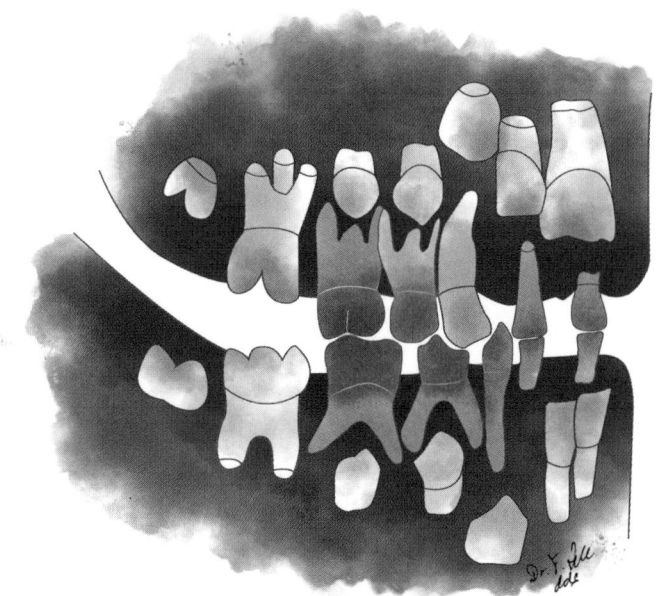

Typisches Stadium der Zahnentwicklung im Alter von sechs Jahren.

An dieser Stelle erscheint es mir wichtig, einen kurzen Ausflug in die anthroposophische Darstellung betreffend die Zahnentwicklung zu machen, wie von Dr. Lauffer im Buch »Ganzheitlich Naturheilkundlich orientierte Zahnmedizin« so treffend beschrieben wurde (vgl. Kobau, 2000, S. 279–387).

Anthroposophen sind der Ansicht, dass vier Elemente einen bedeutenden Anteil an dieser Entwicklung haben.

1. Der Kiesel (Silizium, Si) wird als Formimpuls, als Idee für die entstehende Form des Organes gesehen, die im Geiste des »Ichs« beherbergt ist. Es ist in diesem Zusammenhang nicht verwunderlich, dass Silizium, massenanteilig betrachtet, nach Sauerstoff das am zweithäufigsten vertretene Element unserer Erdhülle darstellt.

2. Das Fluor (F), das als formbegrenzender Baustein tätig ist. Bei Fluormangel wäre die Zahnoberfläche nicht glatt, sondern zerklüftet und nicht mit begrenzter Zahl an Höckern versehen, sondern eher einer Brombeere gleichend, jedoch nicht so uniform wie diese.

3. Das Magnesium (Mg), das den Lebensimpuls und die Lebenskraft für das Wachstum einsetzt. Magnesium wirkt von Anfang der Entstehung an als Impulsgeber und setzt sich während des gesamten Wachstums der Zähne als Kraftspender fort.

4. **Das Calcium** (Ca), das den obigen drei Kräften die endgültige Substanzbildung gibt. Calcium bindet andere Mineralien, fördert die Bildung von chemischen Verbindungen und eine Verkettung von Kristallen und schafft dadurch Materie, also Substanz.

Grundlegend ist jedoch der fortführende anthroposophische Gedanke, dass nur im Gleichgewicht stehende Kräfte von Magnesium und Fluor zur gesunden Zahnentstehung führen. Diese zwei Kräfte sind bedeutsam für das qualitative Einfügen der Kalksubstanz in den Zahn oder den Knochen selbst durch seinen ganz eigensten Kalkstoffwechsel. Das Silizium hat die übergeordnete Funktion, im individuellen Sinne des »Ichs« tätig zu sein und für diese einzigartige Umsetzung zu sorgen.

Während sich im ersten Entwicklungs-Jahrsiebt• das menschliche Wesen auf die Bildungskräfte und Lebenskräfte aller Organe (also des greifbaren Ätherleibs) konzentriert, als Vorbereitung für Wachstum und Fortpflanzung, steht im zweiten Jahrsiebt die Ausbildung des Astralleibes, also des feinstofflichen Leibs als Träger der Empfindungs-, Gefühls- und Bewusstseinswelt, im Fokus. Es ist auch hier kein Zufall, dass der Zahnwechsel gegen Ende dieses Jahrsiebtes die geistige und seelische Schulreife einläutet. Mit dem Eintreten der ersten permanenten Backenzähne (den 6ern) kommen die organ-

• *Entwicklungs-Jahrsiebt:*
Aus antroposophischer Sicht entwickelt sich der Mensch alle sieben Jahre auf einer bestimmten Ebene intensiver.

bildenden Maßnahmen zum Abschluss, und Denkprozesse werden von nun an den Sinn des Lebens bilden. Im Zeitrahmen des Zahnwechsels zeigt sich auch der erste große Wachstumsspurt in der Verlängerung der Extremitäten, also der Beine und Arme. Jetzt werden oft schon die ersten kieferorthopädischen Regulierungen vorgenommen, um beide Kiefer zu dehnen oder zu verlängern.

In der zweiten Hälfte des zweiten Jahrsiebts, die wir auch als Pubertät bezeichnen, sieht die Kieferorthopädie die letzte Möglichkeit, die Entwicklung der Kieferknochen zu fördern. Danach werden nur noch Zähne bewegt. Neben starker Anregung des Stoffwechsels, was zur zweiten Phase der Streckung und des Lungenwachstums führt, verändert sich der pH-Wert in den sauren Bereich, was sich schwer von selbst neutralisieren lässt. Der erhöhte Stoffwechsel verlangt nach Stoffen, die schneller in Zucker und daher in Energie umgewandelt werden können, aber ein saures Millieu hinterlassen. Die von den Heranwachsenden geforderte Selbstständigkeit führt auch zu einer einseitigen, säurefördernden Ernährung, die vielfach an der Haut, an den Zähnen und dem Zahnbett Spuren hinterlässt. Vor dieser Phase der Pubertät sollte das Zusammenspiel von Fluor, Silizium, Magnesium und Calcium zum Abschluss gekommen sein, um das System, zum Beispiel Zähne, optimal darauf vorbereiten zu können.

Wir sehen hier, dass auch im anthroposophischen Denken Fluor eine wichtige Rolle spielt, also nicht per se verdammt werden soll, wie vielfach heute die Meinung vertreten wird. Es gilt nicht nur ein Augenmerk auf die quantitative, sondern vor allem auf die qualitative Anwendung von Fluor zu richten, um eben Fluor und Magnesium im Gleichgewicht zu halten. Die folgende Frage stellt sich dabei immer wieder: »Wie testen wir dieses Gleichgewicht und die qualitative Aufnahme, sodass Substanzen genau dort im Körper ankommen, wo sie gebraucht werden?« Viele Techniken können angewendet werden, aber erwünscht ist ein schnelles, kostengünstiges, reproduzierbares und verlässliches Verfahren. Die Radiästhesie (sie untersucht materielle Objekte und feinstoffliche Phänomene mittels einer Rute oder eines Tensors) hat sich für mich immer wieder bestens bewährt, weil sie all diese Kriterien für mich bestens erfüllt.

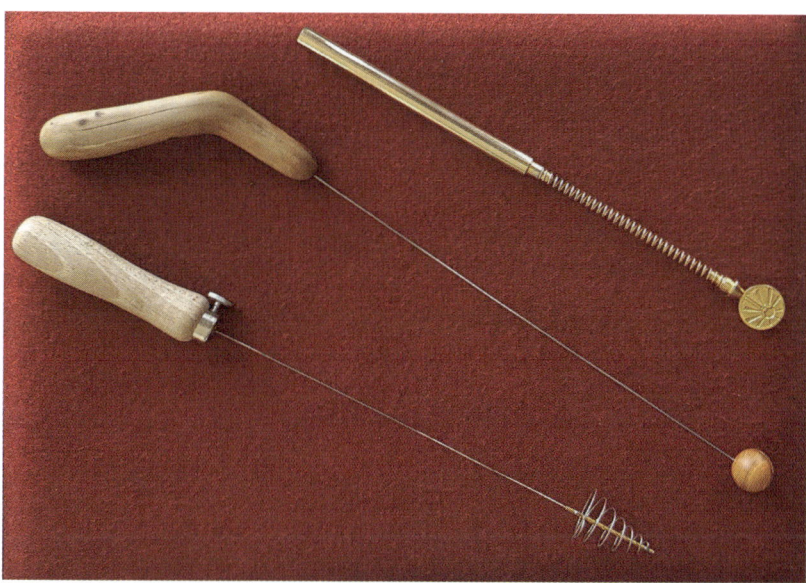

Mittels des Tensors teste ich Zustände von Körper, Seele und Geist, um Diagnosen erstellen zu können.

Ist der Stoffwechsel schnell, wie bei den vorerwähnten Jugendlichen, können sich Bedürfnisse ebenfalls schnell ändern. So begründen sich häufige Kontrollen bei diesen Patienten, auch im zahnmedizinischen Gebiet. Im Alter des Wechselgebisses sind zahnmedizinische Kontrollen sehr wichtig. Neben der vielfachen Änderung des Mundmediums in den sauren Bereich und der damit verbundenen steigenden Kariesanfälligkeit ist die Eruption der permanenten Zähne der wichtigste Grund dafür. Lücken durch nicht angelegte Zähne oder durch kariesbedingten frühzeitigen Verlust von Milchzähnen leiten Verschiebungen von Zähnen ein, die ohne sogenannte Platzhalter nur durch aufwendige kieferorthopädische Behandlungen reguliert werden können.

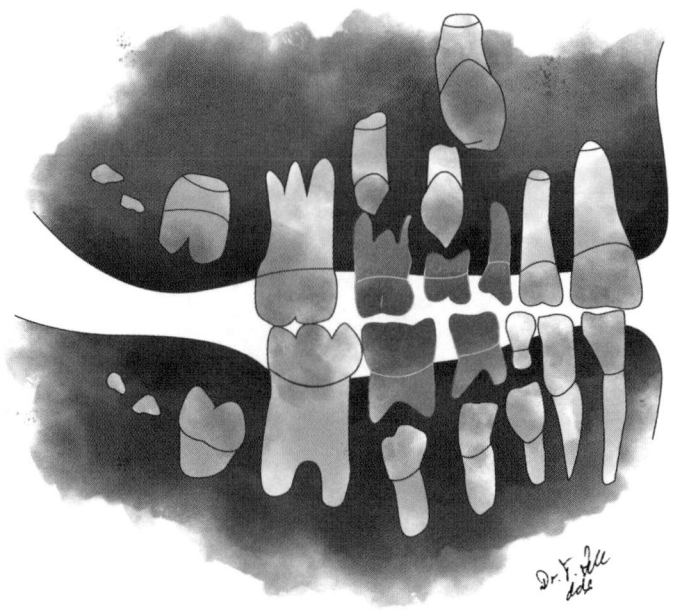

Typisches Stadium der Zahnentwicklung im Alter von neun Jahren.

Für mich geht es hier weniger um die ästhetische Rolle der Zahnstellung als um die funktionale Auswirkung auf den restlichen Körper. Das Gesetz »Funktion vor Ästhetik« sollte grundsätzlich beachtet und befolgt werden. Wirbelsäulen-, Schulter-, Hüft- und Knieschäden kann man schon in jungen Jahren prophylaktisch begegnen.

Anhand der Abbildung ist zu erkennen, dass nach den ersten permanenten Backenzähnen (erste Molaren) die Schneidezähne folgen. Hier hat die Natur vorgesorgt, dass vor dem Zahnwechsel in der Front eine seitliche Abstützung im hinteren Kieferbereich festgelegt wird, bevor die Milchbackenzähne abgestoßen werden, was ansonsten zu einem Bisshöhenverlust führen würde. Die Backenzähne vor den erstenMolaren, die sogenannten Prämolaren, erscheinen danach erst im Alter von zehn bis elf Jahren. Eckzähne und zweite Backenzähne brechen ab dem elften Lebensjahr durch, bis das Gebiss (ohne Weisheitszähne) mit vierzehn bis fünfzehn Jahren vollständig ist.

Betrachten wir die Bedeutung und Organverbindung der Zähne, so erkennen wir die Wichtigkeit, jedem einzelnen Zahn seinen entsprechenden Raum und Platz zu geben. Michèle Caffin beschreibt in ihrem Buch »Was Zähne zeigen«, dass »Zähne die Dualität, in der wir leben, widerspiegeln«. Und: »Das Gebiss gleicht einem Gewölbe, dessen Schlusssteine die Eckzähne und dessen Grundpfeiler die Weisheitszähne sind.« (Caffin, 2018, S. 39).

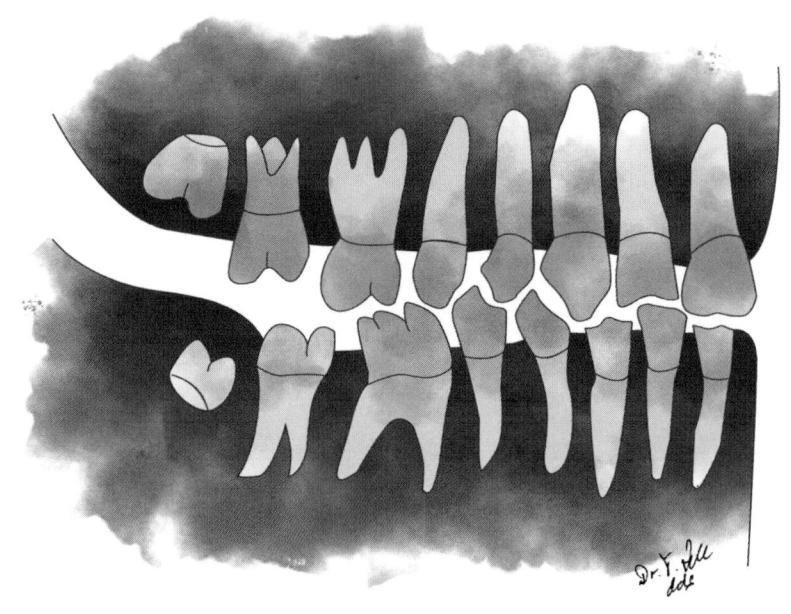

Typisches Stadium der Zahnentwicklung im Alter von zwölf Jahren.

Laut Dirk Schreckenbach (vgl. Schreckenbach, 2006, S. 88–126) stehen die Oberkieferschneidezähne (die 1er und 2er) für die Verbindung zur Mutter und zum Vater, zum weiblichen oder zum männlichen Prinzip. Die Eckzähne (3er) hingegen stehen für Aggression und Macht, aber auch für Enttäuschung. Die ersten Prämolaren (4er) beziehen sich auf die Aspekte Handeln, Tat und Materie, während die zweiten Prämolaren (5er) der Kreativität gewidmet sind. Beide haben eine starke Affinität zum »Ich will, ich bin«. Die ersten Backenzähne (6er) haben mit Arbeit, Gesundheit, Sex und Partnerschaften zu tun. Bei den zweiten Backenzähnen (7er) steht das »Du« im Vordergrund, also die Beziehung zu anderen Menschen.

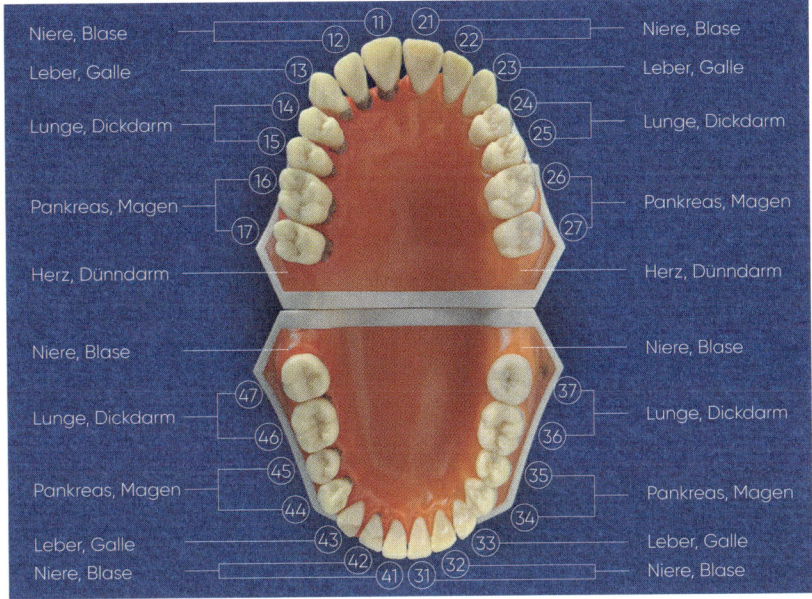

*Nomenklatur der Zähne inklusive Organverbindung.
Links: krank. Rechts: gesund.*

Beachten wir hier am Ende mit diesem Wissen, dass nicht nur die Anlage der Zähne, sondern auch der Zeitpunkt des Erscheinens seine eigenste Wirkung zeigt und Rückschlüsse auf unser Sein von Seele und Geist ziehen lässt. Für diagnostische Zwecke im ganzheitlichen Sinn wäre allerdings der Zustand vor jeglicher kieferorthopädischen Veränderung am aufschlussreichsten.

ZUSAMMENFASSUNG

Zusammenfassend sei hier betont, wie erstaunlich die Entstehung des Menschen von einer kugelförmigen Zellformation, Morula genannt, zu einem hochkomplexen Organismus vor sich geht. Die Zähne formen sich von einer Zelle zur härtesten Substanz des Körpers und stehen in einem höchst individuellen Bezug zum restlichen Körper, zur Seele und zum Geist, der zeitlichen Entwicklungsphase entsprechend. Anthroposophen sind der Überzeugung, dass vier Elemente, (Silizium, Fluor, Magnesium und Calcium) ausschlaggebend für die Zahnentstehung sind und sowohl die Anlage als auch der Zeitpunkt des Durchbruchs der einzelnen Zähne eine ganzheitliche Auswirkung zeigen.

———————— ʺ ————————

Das zweite hermetische Prinzip ist das
GESETZ DER ANALOGIE:

Wie oben, so unten; wie innen, so außen; wie im Kleinen, so im Großen.

———————— ʺ ————————

DIE FUNKTION DER ZÄHNE

KAPITEL 02

D as Erste, was an der Uni über die Funktion der Zähne gelehrt wird, ist, dass sie der Zerkleinerung von Nahrung dienen, dabei die wichtige Vorverdauung derselben ermöglichen und außerdem dem Mittelgesicht und damit einem wichtigen Teil des Kopfes eine Form geben. Wichtig ist dieser Teil deshalb: Schauen wir doch unseren Gesprächspartnern ins Gesicht, in die Augen und auf den Mund während einer Begegnung oder einer Konversation. Der erste Eindruck geht oft über die Erscheinung, die Physiognomie des Gesichtes und wird so zum wichtigen Merkmal von uns Menschen. Wer sich nicht eingehend damit beschäftigt, für den ist es auf den ersten Blick unverständlich, warum unsere Körperhälften nicht ganz symmetrisch sind. Psychologie und Hintergrund der Zuordnung von menschlichen Körperhälften weisen auf Zusammenhänge mit den weiblichen und männlichen Aspekten hin. Die linke Körperhälfte wird grundsätzlich als Anlage dem Weiblichen und die rechte Hälfte dem Männlichen zugeordnet. Zahnbezogen wurde in den Universitäten eine runde Form eher als weiblich und eine kantige Form eher als männlich gelehrt. Eine Studie im März 2011* von einer Studiengruppe um Prof. Dr. Dr. Ralf J. Radlanski/Charité konnte diese spezielle Zuordnung nicht stützen.

*(www.zwp-online.info/zwpnews/dental-news/branchenmeldungen/gibt-es-maennliche-und-weibliche-zaehne)

In dieser Studie wurde aber eher nachgewiesen, dass das menschliche Auge, ob vom Fach oder nicht, das heißt geschult oder nicht, keine definitiven Rückschlüsse von der Zahnform auf das Geschlecht ziehen konnte. Das bedeutet aber nicht, dass es keine weibliche oder männliche Zahnform gibt.

Ich persönlich bin der Meinung, dass es sehr wohl auch bei den Zähnen grundsätzlich eine weibliche und eine männliche Form gibt. Es kann wohl keiner bestreiten, dass es in der Anatomie des menschlichen Körpers eine weibliche und eine männliche Form gibt. Selbstverständlich gibt es Frauen, die einen eher männlichen Körper zeigen, und umgekehrt, was aber nichts mit der Existenz eines grundsätzlichen Unterschiedes zu tun hat. Welcher Mann hat schon eine weibliche Brust oder ein weibliches Becken?

Vielfach können wir, wenn wir die Hälften des Gesichtes einzeln betrachten, Ähnlichkeiten mit den Eltern oder anderen Vorfahren feststellen. Ergründen wir genau, was uns an unserem Gegenüber so fasziniert und warum uns sein Ausdruck in den Bann zieht, so stellen wir fest, dass es stets zwei Organe sind, die wir fokussieren. Erstens sind es die Zähne, die im ständigen Kontrastspiel zu den Lippen stehen, und zweitens die Augen, die uns ebenso ausdrucksstark Gefühle vermitteln und schon von jeher als das Tor zur Seele und zum Herzen angesehen wurden. Jüngst wurde eine Studie am King's College in London* durchgeführt, die besagt, dass 81 Prozent der Deutschen gepflegte Zähne als schönste Visitenkarte eines Menschen ansehen, und 74 Prozent verbinden saubere Zähne mit Respekt.

*(www.diezahnpartner.de/2017/06/26/schoene-zaehne-als-visitenkarte/)

Ästhetik wird also zum zentralen Kriterium der Zahngesundheit. Insbesondere von der Zahnmedizin wünschen sich Patientinnen und Patienten nach Verlust ihrer Zähne, vorrangig in der Front, eine Erneuerung nach alten Fotos, um ihre äußere Gestalt und damit ihre Identität wiederherzustellen. An dieser Stelle wird es fast immer hochkomplex für uns Zahnärzte sowie Zahntechniker, denn wir arbeiten im ständigen Kampf zwischen Ästhetik und Funktion. Leider, sehen wir mal vom Goldenen Schnitt ab, steht die Ästhetik der Funktion sehr oft im Wege. Wir als Vertreter der modernen Zahnmedizin müssen aber beides produzieren und dabei oft Kunst, Design, Kreativität und Können mit Präzision mithilfe modernster Technologien in unsere Arbeiten einfließen lassen. Unsere Patienten sehen es als selbstverständlich an, dass wir Zähne erschaffen, die der Natur ähneln, wir müssen uns aber immer gewahr sein, dass wir niemals das erschaffen können, was Gott in uns Menschen erschuf. Wir nennen das Demut. Denn wir können auch heute immer noch nicht begreifen, trotz tiefgreifender Forschung und wissenschaftlicher Erkenntnisse, was wirklich zu jeder Sekunde im menschlichen Körper von Beginn bis zum Ende seines Lebens geschieht.

Eine außerordentliche Funktion unserer Zähne und Mundschleimhaut, wie aller Zellen in unserem Körper, zeigt sich in der besonderen Fähigkeit, Informationen in Bruchteilen von Sekunden, ja sogar, wie ich meine, schneller als in Lichtgeschwindigkeit an den restlichen Körper zu übertragen oder weiterzugeben. Sehen wir von unserem Geruchssinn ab, kommen unsere Zähne und Mundschleimhaut als Erste mit unserer Nahrung in Kontakt. Sie geben sofort in dieser bemerkenswerten Geschwindigkeit Informationen über die Nahrung an das Verdauungssystem weiter, zum Beispiel ihre Bestandteile wie Zucker oder Kohlenhydrate vs. tierische oder pflanzliche Eiweißstoffe usw. Der Körper reagiert ebenso schnell mit der Ausschüttung von Insulin, entsprechenden Enzymen, Verdauungskomponenten, Trägersubstanzen und vielem anderem, um ihre Verdauung, Verwertung und Speicherung vorzubereiten. In Rückkopplung dazu reagiert der Körper mit Sättigung oder der Lust, weiterzuessen, ja er kann sogar weiteres Hungergefühl vermitteln, obgleich ihm bereits genug Volumen an Nahrung zugeführt wurde.

Als Sänger weiß ich, dass der Mundraum und die Resonanz, die er dem Schall bietet, einen starken Einfluss auf die Intonation und die Individualität der Stimme haben. Da Zähne dem Mittelgesicht seine Form geben, wird auch die Stimme von den Zähnen und deren Position beeinflusst. Lippen- und Wangenbewegungen sowie deren Stellungen bestimmen den Resonanzraum und werden begrenzt von den Zähnen.

An der Entwicklung des Kiefers bei Kindern kann man sehen, dass schmale Kiefer oft zu hohen Gaumen und breite Kiefer eher zu flachen Gaumen tendieren, was zur Folge hat, dass die Kieferhöhlen oder Nasennebenhöhlen entsprechend kleiner bzw. größer werden. Auch diese Entwicklung der Größe der Kieferhöhlen hat eine Auswirkung auf den Resonanzraum, also auch auf den Ton beim Singen oder Sprechen. Die Artikulation, das heißt die Aussprache, wird durch den Mundraum vorgegeben, denn auch die Zunge hat eben nur so viel Platz, wie ihr durch die Zähne eingeräumt wird. Ist die Zunge groß oder ist sie zu klein, wird es schwierig, ordentlich und deutlich zu artikulieren. Hier erkennen wir wiederum, dass alles mit allem zusammenhängt. Aber wer schaut einem schon auf die Zunge, dürfen wir doch seit unserer Kindheit die Zunge nicht mehr *rausblecken*? So wird schnell ein Sprachfehler als Behinderung angesehen, obgleich er nur ein kleiner genetischer Fehler in der anatomischen Größenauswahl sein mag. In so einem Fall stellt, wenn dieser Fehler früh genug von uns Zahnärzten erkannt wird, die Logopädie eine außerordentlich hilfreiche Therapie dar und kann sogar oftmals die teure und aufwendige kieferorthopädische Behandlung ersparen.

Der Schluckvorgang ist ebenfalls vom Verhältnis des Mundraumes zur Zungengröße abhängig, wobei dieser Vorgang ein Reflex ist, den man umtrainieren kann. Muskeln, auch die der Zunge, haben ein Gedächtnis, das speicherbar ist, und sind daher lernfähig, sofern die

Zungenbewegung kontrolliert beobachtet und geführt wird. So können Jugendliche das Wachstum des gesamten Mittelgesichts fördern, indem sie langsam Druck auf Kiefer und Zähne ausüben, ähnlich wie der Kieferorthopäde mit seinen Spangen, nur auf ganz natürliche Art.

Zähne beherbergen viele mikroskopische Hohlräume und haben dadurch eine große Speicherkapazität. Es ist keine Seltenheit, dass in diesen Räumen nicht nur Mineralien abgelagert werden, sondern jede Art von Stoffen bis hin zu Toxinen (Gifte) oder Abfallprodukten, die der Körper nicht selbstständig ausleitet. Diese Eigenschaft würde ich nicht unbedingt als Funktion bezeichnen, aber sie ist durchaus erwähnenswert, weil diese Ablagerungen auch, ähnlich wie in Gelenken, zu Beschwerden führen können. Vielfach werden diese Beschwerden als rheumatische oder neuralgiforme Schmerzen diagnostiziert. Ablagerungen dieser Art sind kompliziert zu behandeln, weil sie schwierig zu erreichen sind, und Mittel zur Bindung derselben mit hoher Affinität, also stärkerer Bindekraft, nicht so einfach in das Zahninnere gelangen, wie beispielsweise in ein Gelenk. Diese Therapie ist als Ausleitung bekannt.

Zähne sind auch dafür bestimmt, als lebenswichtiger Mineralienspeicher für den restlichen Körper zu fungieren, sie erfüllen so durchaus eine wichtige Aufgabe. Das bedeutet, wenn vonnöten, dass Zähne Mineralien an Organe abgeben, die lebenswichtige

Funktionen erfüllen müssen. Ein hochkomplexes System ist dafür erforderlich, um erst mal festzustellen, wo ein Mineralienmangel herrscht und wie dieser behoben werden kann. Ein weiterer Beweis dafür, was für ein Wunderwerk unser Körper ist. Natürlich kann auf Dauer dadurch ein Mangel an Mineralien in den Zähnen selbst entstehen, was für uns ganzheitlich arbeitende Therapeuten, wenn erkannt, gut zu behandeln ist.

ZUSAMMENFASSUNG

Zähne sind wichtig für die Form und Gestalt des Mittelgesichts und maßgeblich beteiligt an der Physiognomie des Gesichts, an der Aussprache und der Stimme.

81 Prozent der Deutschen sehen gepflegte Zähne als Visitenkarte eines Menschen, und 74 Prozent verbinden saubere Zähne mit Respekt. Zähne tragen einen hohen Anteil, wenn Menschen nach ästhetischen Kriterien beurteilt werden. Zähne können unter Umständen für ein Statussymbol stehen. Zähne können als Speicher von Mineralien fungieren, aber auch Toxine in ihren Hohlräumen einlagern, die möglicherweise gesundheitliche Probleme verursachen.

LEITSYMPTOM – HINWEIS DES ORGANISMUS

KAPITEL 03

Ein Leitsymptom ist das für die Diagnosestellung bestimmende Symptom. In der Naturheilkunde ist es das Symptom, anhand dessen der Arzt oder Therapeut die Behandlung bzw. Therapie anordnet.

Allerdings sind Leitsymptome nicht immer einfach zu diagnostizieren, sie verstecken sich oft hinter akuten Beschwerden ganz anderer Ursache. Gerade für den ganzheitlich behandelnden Therapeuten wird es manchmal schwierig, hinter die Kulissen zu schauen. Wir müssen nämlich immer davon ausgehen, dass der Patient nervös und aufgeregt ist und ein gewisses Maß an Angst mit sich trägt, was ihn daran hindert, bei der Anamnese zur Sache zu kommen. Genaues Hinhören, Einfühlungsvermögen, Intuition und Erfahrung sind unbezahlbar, um schließlich zu erkennen, was der Patient mitbringt. In meiner langen Laufbahn musste ich immer wieder feststellen, dass Patienten erst am Ende der ersten Sitzung, entweder von selbst oder nach eindringlicher Befragung, die Katze aus dem Sack lassen. Eingeleitet mit den Worten: »Ach ja, Herr Doktor, ich wollte noch ...« Oder: »Ich habe ganz vergessen...« Selbst wenn es noch auf dem Weg zur Türe hinaus geschieht, erfahre ich sehr oft hilfreiche Informationen. Nicht immer, aber sehr oft kann ich dann ziemlich schnell durch meine Testungen das Leitsymptom und die Ursache des anliegenden Problems diagnostizieren. Schwieriger wird es, wenn Probleme nicht nur eine rein körperliche Ursache haben, sondern wenn auch noch Seele und Geist beteiligt sind.

Bedenken wir, dass gerade wir Zahnärzte ein ganz besonderes Vertrauen zu unseren Patienten gewinnen und dadurch einen individuellen Zugang zu ihnen erhalten. Patienten erzählen oft ganz von alleine, was sie gerade beschäftigt oder belastet, aber nur, wenn wir ihnen das Gefühl geben, dass sie gerade das Wichtigste sind und dass Zeit keine Rolle spielt.

Haben Patienten viel Angst, sind Feingefühl, Psychologie und Diplomatie gefragt. Für uns Ärzte ist es dann oft schwierig, Krankheiten und/oder die Ursachen dafür zu vermitteln. Einerseits sollen wir gut aufklären über die Erkrankung selbst und über alle Risiken, die mit der Behandlung verbunden sind, und andererseits sollen wir Vertrauen aufbauen und die Zustimmung, positives Denken in den Erfolg der Therapie bestärken und dabei auch noch den Datenschutz und das Versicherungsrecht beachten – das ist oft eine Gratwanderung, die unseren ohnehin schon schwierigen Beruf noch belastender macht.

Mitfühlen und nicht Mitleiden wollen gelernt sein, und auch nach jahrzehntelanger Erfahrung ertappe ich mich immer noch selbst dabei, dass ich mich, wenn ich eine tiefe Verbindung zu der Seele und dem

Geist des Patienten aufgebaut habe, nur schwerlich durch Sachlichkeit vom Mitleid entfernen kann. Lassen wir uns zu sehr vom Mitleid führen, hegen wir bereits ein Vorurteil, das uns nicht mehr neutral diagnostizieren lässt. Unsere Wahrnehmung und Intuition werden fehlgeleitet, und das führt sehr oft zu Fehlinterpretationen. Die ganzheitliche Behandlungsweise fordert von uns Therapeuten jedoch, dass wir jeder Spur nachgehen und meist nach Ausschlussverfahren auswählen, welches Symptom das echte Leitsymptom ist. Dabei stellen wir aber oft fest, dass der Körper, die Seele und/oder der Geist unter Umständen zu dem gewählten Vorstellungstermin noch gar nicht bereit sind, Zugang zum tiefsten Leitsystem zuzulassen. Wie bei einer Zwiebel müssen dann mehrere Schichten durch therapeutische Arbeit gelöst werden, bis wir an den wahren Kern der Erkrankung gelangen. Es ist nie auszuschließen, dass der wahre Ursprung ein Konflikt im Patienten selbst, mit sich selbst oder mit anderen Menschen ist.

Gerade in der Krebstherapie hat sich vielfach herausgestellt, dass Konflikte die Ursache für selbstzerstörende Mechanismen oder Krankheiten sind. Es gilt dann, gemeinsam mit dem Patienten Lösungen zu finden, um diese Konflikte, wenn einmal diagnostiziert, zu beseitigen oder ihm dabei zu helfen, störungsfrei mit ihnen umzugehen. Die sogenannten Hamer'schen Herde entstehen oft durch Konflikte und lösen sich auf, wenn diese Konflikte behandelt und beseitigt werden.

Leider wird die Lehre von Ryke Geerd Hamer immer noch angefeindet, dabei hat er doch viele große Erfolge bei Erkrankten erzielt, die sich bereits aufgegeben hatten oder von anderen aufgegeben wurden.

Anfeindungen dieser Art werfen in mir immer wieder die Frage auf: »Worum geht es in der Medizin?« – Und ich erkenne für mich daraus stets: »Wer heilt, hat recht!«, Denn allein das sollte unser Ziel sein, sofern vom Patienten eine Heilung grundsätzlich gewünscht ist.

Passend darf ich hier Bert Hellinger zitieren, der schon immer gesagt hat:

―――――― ” ――――――

Leiden ist leichter als lösen.

(Hellinger, 2000, S. 80–81.)

―――――― " ――――――

Daraus ergibt sich, dass wir Therapeuten manchmal zusehen müssen, wie sich Patienten aufgeben oder nie wirklich eine Heilung wollten, sich vielleicht sogar ehrlich in ihrer Opferhaltung wohlfühlen, damit sie ihre gewünschte Aufmerksamkeit und Zuneigung bekommen oder sich gerne selbst zerstören oder sabotieren wollen. Man kann sicher darüber streiten, aber ich halte es durchaus für legitim und sehe es als das höchste Gut von uns Menschen an, die Freiheit zu haben, über sich selbst zu bestimmen, allerdings mit der Voraussetzung, dabei niemandem zu schaden. Im Extremfall darf ja auch jedermann sich für oder gegen lebenserhaltende Maßnahmen entscheiden. Warum sollen wir uns also auch nicht für oder gegen jedwede Therapie entscheiden dürfen? Ich weiß, dass die Schulmedizin oft an ihre Grenzen stößt und für mich einfach viel zu festgefahren ist.

So begründet sich auch, dass für reine Schulmediziner ein scheinbares Leitsymptom irreführend sein kann, weil es für sie einfach nicht als solches erkennbar ist. Das ist kein Vorwurf, sondern eine emotionsfreie Tatsache. Ich sehe mich, wie oft in diesem Buch erwähnt, als einen ganz normalen Menschen und möchte mich keinesfalls über einen rein schulmedizinisch denkenden Arzt hinwegsetzen oder stellen. Ich erlaube mir nur, freier zu denken und zusätzlich auch noch zu fühlen, das ist alles. Wir können uns nur stetig fortbilden und von unseren Patienten, die wir täglich sehen, und vor allem aus unseren Fehlern lernen.

Als dankbares Beispiel sei hier ein orthopädisches Leiden wie Knie- oder Bandscheibenbeschwerden aufgegriffen. Kein Kollege der Schulmedizin konnte mir erklären, warum von zwei Patienten mit den gleichen skelettalen Kriterien, und damit den gleichen Voraussetzungen für eine Diagnose, der eine mit Schmerzen und der andere ohne Schmerzen zum Arzt kommt. Rein körperlich kann also keine Begründung vorliegen. Die Ursache muss wie vermutet eine andere sein. Im zahnmedizinischen Bereich gesucht, habe ich oft genug die Ursache in einem Beckenschiefstand, einem Fehlbiss oder einem Störfeld gefunden. Auch mit der aurachirurgischen Behandlung einer missglückten Flucht oder Ähnlichem (siehe Kapitel 5) ließen sich vielfach Beschwerden verbessern, ja sogar auflösen. Es sei hier betont, dass nicht jeder Schmerz alternativ behandelt werden kann, aber viele. Und bevor zur dauerhaften Einnahme von Schmerzmitteln oder gar chirurgischen Maßnahmen gegriffen wird, ist sicher den meisten Menschen erst mal eine konservative alternative Therapie lieber. Dabei schließe ich uns Ärzte nicht aus, denn auch wir können jederzeit erkranken oder von Schmerzen geplagt werden. Ganzheitliche Mediziner, Osteopathen und Physiotherapeuten sind sich grundsätzlich einig, dass in diesen Fällen immer ein psychischer Anteil mitspielt.

Im Folgenden nenne ich einige Beispiele, die bei erster Sichtung aufgrund ihrer Symptomatik Verwirrung stiften könnten und ein auf Verdacht formuliertes Leitsymptom fraglich erscheinen lassen.

Ein fünfzehnjähriger Junge, begleitet von seiner Mutter, wurde vor einigen Jahren auf Empfehlung in meiner Sprechstunde vorstellig. Trotzdem der Junge seine fehlenden oberen Schneidezähne in der Mitte gut verbergen konnte, fielen sie doch Fachleuten sofort auf. In diesem Alter hätte der Junge längst vollbezahnt sein sollen. Die medizinische Anamnese zeigte: starker Diabetes, Schilddrüsen-Schwäche, erhöhtes Körpergewicht und eine Blasenschwäche.

Geistig sehr aufgeweckt, schilderte er von selbst sein Problem. Seitdem er Diabetes habe, habe er das Gefühl, so geschwächt zu sein, dass ihm sportliche Bewegungen sehr schwerfielen und er deshalb gar nicht mehr fähig sei, am Schulsport teilzunehmen, da viele Übungen und Gruppensport für ihn nicht mehr möglich seien. Deprimiert über seinen Zustand, gab er aber nicht auf. Seine Frontzähne fehlten ihm besonders. Mir wurde klar, dass er von Gleichaltrigen als Außenseiter deklariert wurde und somit keine Freunde fand. Selbst seine Klassenkameraden ließen ihn spüren, dass er unerwünscht war, was eine große psychische Auswirkung hatte, das Gefühl, ungeliebt zu sein, verstärkte und ihn noch weiter in die Isolation trieb, was sich eindeutig in der Milz- und Pankreas-Schwäche und dem daraus resultierenden Diabetes zeigte. Der Junge erklärte ergänzend, dass ihn manchmal das Gefühl überkomme, lieber niemals geboren worden zu sein. Diese Aussage deutete für mich auf ein Geburtstrauma hin.

Nach meiner Befundaufnahme stellte ich fest, dass die Schneidekanten der fehlenden Zähne in Wirklichkeit im 45-Grad-Winkel nach vorne an der Lippe zu spüren waren. Ich war fassungslos, da ich von einem solchen Fall noch nie gehört, geschweige denn so etwas je in meiner Praxis- oder Uni-Tätigkeit gesehen hatte. Eine Ganzkörpertestung ergab folgende Erkenntnisse: Es lagen Schwächen oder Blockaden der folgenden Organe vor: Zirbeldrüse, Schilddrüse, Herz, Lunge, Leber, Galle, Milz, Pankreas, Blase, Prostata, beide Nieren und Nebennieren. Laut meiner Testung war die Ursache seines Zustandes ein Geburtstrauma. Die Mutter bestätigte, dass die Geburt sehr schwierig gewesen war. Der Junge musste mittels einer Saugglocke geholt werden, da die Möglichkeit bestanden hatte, dass er im Geburtskanal erstickt wäre, hätte man zu lange gewartet.

Als Kassenpatient hatte der Junge nur bis zum achtzehnten Geburtstag Anspruch auf eine Kostenbeteiligung der gesetzlichen Krankenkasse an einer kieferorthopädischen Maßnahme. Natürlich konnte invasiv vorgegangen werden, indem die Zähne in der Lippe freigelegt und diese kieferorthopädisch in Stellung gebracht wurden. Für mich selbst war das keine Option, da dieses Vorgehen zum Verlust der Zähne hätte führen können. Eine Entfernung der Zähne und Ersatz durch eine Brücke oder Implantate war altersbedingt kontraindiziert, da noch mit erheblichem Wachstum zu rechnen war. Im Rahmen der Aufklärung habe ich diese Optionen zwar angesprochen, aber sie wurden schnell verworfen, denn weder ich noch der Patient oder die Mutter wollten einen dieser Behandlungswege wählen. Sie waren ja auch zu mir gekommen, um Alternativen zu hören.

Ich klärte auf, dass ich auch keine Wunder vollbringen könne, aber wir Schritt für Schritt vorgehen und erst mal Nieren, Blase und Prostata sowie Milz und Pankreas stärken sollten. In der zweiten Sitzung konnten wir bereits eine wesentliche Verbesserung des Zustandes der behandelten Organe feststellen. Auch der psychische Zustand hatte sich verbessert und zu einem stabileren Gesamtzustand geführt. So hatte der Junge wieder Freude an Aktivitäten außer Haus und konnte sogar voller Stolz von einer kleinen Gewichtsabnahme berichten. Die Kollegin, der ich empfahl, das Geburtstrauma zu lösen, hatte eine lange Vorlaufzeit bis zum ersten Termin, so hatten wir Zeit, uns gründlich um die Stärkung der oben genannten Organe zu kümmern.

Nach sechs bis neun Monaten Behandlung in meiner Praxis stellte sich eine gravierende Verbesserung seines Gesamtzustandes ein, wodurch sich Spannungen sowohl im gesamten Körper als auch im seelischen Bereich lösten, was sich als Vorbereitung für die Weiterbehandlung des Geburtstraumas als dienlich erwies. Auch die verlagerten Oberkieferzähne, obgleich noch weit von der Normalposition entfernt, näherten sich ihr spürbar an, und ich bin mir sicher, dass der Patient sich heute einer normalen Zahnstellung erfreuen kann.

Ein anderer Patient, der mich seit dreißig Jahren aufsucht, wurde 2020 mit starken Schmerzen am ersten Backenzahn im Unterkiefer links vorstellig. Während der Sichtung bat er mich sogleich, den Zahn zu entfernen, da er die Schmerzen nicht mehr aushielte. Meine Testung ergab aber keinen Anhalt für irgendeine Veränderung an diesem Zahn. Ein Röntgenbild bestätigte meine Testung, dass der Zahn keine Behandlung benötigte. Auch alle anderen Zähne auf dieser Seite waren ohne Befund. Eine Ganzkörpertestung aber zeigte dann einen Herpes-Zoster-Befall an der linken Schläfe im Nervknotenpunkt (Ganglion) des Trigeminus-Nervs links. Herpesviren siedeln sich in den Nervenknotpunkten an und folgen einem bestimmten Reiz, woraufhin sie den Nerv entlangwandern und sich in der Regel am Nervende mit schmerzendem Symptom manifestieren. Das Nervende kann sich auch im Zahninneren befinden, wie es bei diesem Patienten der Fall war.

Obwohl der Patient schon oft von mir naturheilkundlich mit Erfolg behandelt wurde, glaubte er mir nicht. Es bedurfte längerer Überzeugungsarbeit und Aufklärung. Wir einigten uns, sollte sich der Schmerz des Zahnes nach drei Tagen Einnahme der verordneten Nosode• nicht gebessert haben, könnte ich immer noch zahnmedizinisch tätig werden. Ein Kontrolltermin am vierten Tag zeigte zum Glück eine deutliche Besserung und nach einer Woche war der Schmerz fast weg. Die Nosode musste jedoch circa sechs Monate in fortlaufend reduzierender Weise eingenommen werden. Es traten seither keine Beschwerden mehr auf und jeder Test auf Herpes Zoster blieb erfreulicherweise negativ.

• **Nosoden** sind Stoffe, die nach dem Gleichheitsprinzip therapieren sollen, um Giftstoffe zum Ausleiten zu bringen.

Ein anderer Patient erschien mit Schmerzen im Unterkiefer, Frontzahnbereich. Der Schmerz war keinem einzelnen Zahn zuzuordnen. Zahnärztlich gab es keinen Befund. Auch Röntgenbilder der Region brachten keinen Aufschluss. Meine Testung zeigte allerdings eine Nieren-/Blasen-/Prostata-Schwäche, die sich allein durch die Anwendung eines Nieren-/Blasentees innerhalb von einer Woche deutlich besserte und nach zwei Wochen gänzlich verschwand.

Symptome können uns auch Gutes tun, vor allem, wenn sie uns aufzeigen, dass wir etwas falsch gemacht haben. Im Besonderen denke ich an Schmerzen, denn es ist vielfach erst der Schmerz, der uns Menschen zum Handeln zwingt.

Zum Beispiel kann eine erhöhte Leberbelastung, deren Ursache falsche Ernährung ist, zu Schmerzen im Schulter- bzw. Kniebereich, oder sogar zu Bewegungseinschränkungen an diesen Stellen führen.

Störfelder bekommen in diesem Rahmen eine besondere Bedeutung, da sie uns oft noch empfindsamer machen, aber es können auch trotz Entstörung Symptome zurückbleiben, um uns zu zeigen, dass wir unseren Lebenswandel auf die eine oder andere Art ändern sollten, weil etwas unserem System von Körper – Seele – Geist nicht guttut.

Auch Herzrhythmusstörungen, vielfach bedingt durch Verspannungen, Fehlbelastungen, Fehlhaltungen und Dauerstress, können uns zeigen, dass wir etwas ändern sollten. Oft konnte ich etwa eine Fehlstellung des fünften Brustwirbels (T5) damit in Verbindung bringen.

Wird dieses wichtige Symptom unterdrückt, zum Beispiel durch die Einnahme von Schmerzmitteln, wird sicher früher oder später ein anderes, oftmals schlimmeres Symptom auftreten und die Ursache noch weiter verschleiern. Uns Therapeuten macht das dann die Suche nach der Ursache noch schwerer, weil wir den ganzen Weg oft über viele Ecken zurückdenken und finden müssen.

Fangen wir also an, hier umzudenken und einem Symptom nicht gleich den Krieg zu erklären, sondern geduldig nachzuforschen, ob das Symptom es nicht gut mit uns meint, um uns wieder auf den richtigen Weg zurückzubringen. Versuchen wir doch, wieder besser auf unsere *innere Stimme* zu hören. Das kann vielfach einen Arzt und Therapeuten ersparen.

ZUSAMMENFASSUNG

Leitsymptome bestimmen Diagnose und Therapie, sind aber im Gewirr von multiplen Beschwerden und Symptomatiken oft nicht leicht herauszufiltern. Auch Ängste führen häufig zu Verschleierungen der Ursachen, und so bedarf es Geduld, Intuition und Erfahrung, dem wahren Leitsymptom auf die Spur zu kommen. Es ist daher uns ganzheitlichen Therapeuten nicht fremd, dass die Ursache der Beschwerden oder der Krankheit ganz woanders liegt, als der Schmerz oder das Symptom selbst vorgeben.

> **Nichts ist, wie es scheint, die Wahrheit hat viele Gesichter.**
> Katharina Eisenlöffel (1932-2019), österreichische Aphoristikerin.

ZÄHNE, STÖRFELDER UND -HERDE

KAPITEL 04

Bevor ich mit diesem umfangreichen Thema beginne, ist es mir sehr wichtig, dass Sie als Leser, ob in der Medizin bewandert oder nicht, verstehen, was Störfelder bzw. -herde überhaupt bedeuten, denn ganz einfach zu verstehen ist dieses Thema nicht. Allerdings hoffe ich, dass sich seine volle Bedeutung am Ende dieses Kapitels von selbst erklärt. Leider gewinnt doch oft ein Wort oder ein Ausdruck erst dann gänzlich an Bedeutung, wenn seine Auswirkungen klar verstanden worden sind. Wie wollen wir einem Kind beispielsweise erklären, die heiße Herdplatte nicht zu berühren, weil es sich verbrennen kann, wenn es gar nicht weiß, was »heiß« oder »verbrennen« bedeutet? Erst die Berührung macht dem Kind durch die Auswirkung des Verbrennens auf der Haut klar, wie »heiß« einzuschätzen ist.

Die Begriffe Störfeld, Störherd oder Herd werden fast immer synonymisch, das heißt gleichbedeutend verwendet, und so möchte ich es in diesem Buch ebenfalls handhaben, auch der Abwechslung halber. Was uns Menschen zu eigen ist (und uns auch verbindet), ist die Tatsache, dass wir erst wachgerüttelt, zum Nachdenken und zur Veränderung angeregt werden, wenn es richtig wehtut, egal ob es den Körper, den Geist oder die Seele betrifft. So ähnlich verhält es sich auch mit Störfeldern und ihrer Wirkung. Ein Störfeld findet normalerweise nur dann Beachtung (sehen wir von einem Zufallsbefund bzw. einer Zufallsdiagnose ab), wenn wir starke Veränderungen in uns oder unserem Gegenüber feststellen, und auch dann nur, wenn diese schmerzlich sind oder uns in unserem Alltag beeinträchtigen. Das Motto »Ist der Leidensdruck nicht hoch genug, belassen wir doch lieber alles so, wie es ist«, findet hier seine reale Bestätigung.

Für unsere medizinischen/zahnmedizinischen Laien erklärt Viola Wider, Leiterin einer Naturheilpraxis in Überlingen am Bodensee, das Störfeld wie folgt: »Als Störfeld werden Stellen im Körper bezeichnet, die ihn in seiner normalen Funktion beeinträchtigen und Symptome und Beschwerden an ganz anderer Stelle am Körper hervorrufen. Störfelder/Herde sind darüber hinaus oft dafür verantwortlich, dass Therapien oder Heilimpulse vom Körper nicht angenommen werden. Viele werden vom Körper jahrelang toleriert und ausgeglichen. Wenn verschiedene innere und äußere Faktoren zusammenkommen, gewinnen sie immer mehr an Wichtigkeit. Andere Belastungen sind direkt von Anfang an als Störfeld aktiv.« (Wider, o. J.)

Auch Selbstheilungsprozesse, von einfachen Wundheilungen bis hin zu komplexen Heilungen wie der unserer DNS, also auf genetischer Ebene, können durch Störfelder beeinflusst, verlangsamt, ja sogar verhindert werden.

Als ich vor zig Jahren mit meiner ganzheitlichen Weiterbildung begann und zahlreiche Kurse und Fortbildungen besuchte, stieß ich immer wieder auf folgende Aussage: »Bevor Sie mit der Therapie beginnen, sollten Sie sicherstellen, dass kein Störfeld die Therapie be- oder gar verhindert« oder »Bevor wir mit der eigentlichen Therapie beginnen, wollen wir uns auf die Suche nach Störfeldern begeben und diese sicher beseitigen«. Damals wusste ich noch nicht, was mit einem Störfeld oder Störherd gemeint war, war aber immerhin ob ihrer Wichtigkeit immer wieder davor gewarnt worden. Seit Jahren erkenne ich stets die Bedeutung dieser Warnungen und Vorbereitungen, da ich viel Erfahrung aus der Praxis gewonnen und mich speziell mit diesem sehr profunden Thema auseinandergesetzt habe. Denn auch für uns Ärzte und Therapeuten werden Begriffe und Definitionen oftmals erst dann klar, wenn wir eine Beziehung zur Praxis darstellen können und uns also den entsprechenden Problematiken in unseren Praxen oder Kliniken stellen. Lassen Sie mich etwas abschweifen vom Störfeld und Ihnen zwei Persönlichkeiten vorstellen, um Ihnen zu erzählen, was ich mit ihnen verbinde, damit Sie, lieber Leser und/oder Patienten, mehr Verständnis um die Dinge erlangen.

Wenn wir die Geschichte der Medizin zurückverfolgen bis in das zweite Jahrhundert nach Christus, so taucht immer wieder ein Name aus dem alten Griechenland auf. Galen, ein griechischer Philosoph und (nach damaligen Maßstäben) als Mediziner bekannt, beobachtete eine Art Energie, die vom menschlichen Körper immer wieder generiert, aber auch immer wieder verbraucht wurde. Diese Energie sprach er dem Blut zu. Es war seine Theorie, dass das Blut im Körper geschaffen, dort aber auch, ähnlich wie in einem Verbrennungsmotor das Benzin oder Diesel, wieder verbraucht wird. Die Blässe eines Toten erklärte ihm, dass kein Blut mehr generiert wurde.

Dazu fällt mir eine Geschichte mit meiner Zwillingsschwester Annette ein. Es war im Kindesalter, wir waren vielleicht sechs oder acht Jahre alt, als wir im Garten spielten und Annette plötzlich blass wurde und einfach umfiel. Gänzlich schockiert und voller Angst, sie zu verlieren, wollte ich etwas tun, aber ich konnte nur zusehen, wie sie regungslos einfach dalag. Diese Machtlosigkeit war erschreckend. In meiner kindlichen Naivität dachte ich, dass wohl Ärzte in solchen Fällen keine Machtlosigkeit verspüren würden, denn sie wüssten ja, was zu tun ist. Meine Großmutter – keine Ärztin – kam schnell heran, schüttelte meine Zwillingsschwester, gab ihr ein paar Ohrfeigen, und siehe da, sie war sofort wieder wach. Wow, dachte ich, was Großmütter so alles draufhaben.

Leonardo da Vinci war einer der Ersten, wenn nicht der Erste, der seine Beobachtungen fundiert durch – zu seiner Zeit verbotene – anatomische Untersuchungen in brillante Zeichnungen umgesetzt hat. Erst später würdigte die hohe Gesellschaft der Medizin seine Beobachtungen. Er hat Beweise geliefert für Annahmen über die Anatomie des Körpers, die heute noch Grundlage der medizinischen Wissenschaft sind. Als kleine Anekdote dazu erinnere ich mich noch gut an mein Anatomiesemester meiner zahnmedizinischen Ausbildung. Einer unserer Anatomieprofessoren war ein Koreaner – leider ist mir, er möge mir verzeihen, der Name nicht mehr bekannt –, der, wie am Ende der Anatomieausbildung andere Professoren mitteilten, einer der besten Chirurgen in seinem Land gewesen war, aber leider seine Examen in Amerika nach seiner Flucht nach dem Koreakrieg nicht anerkannt bekam, aber schließlich in der Anatomie der Georgetown University gelandet ist und wenigstens so seiner Berufung nahebleiben konnte. Für ihn selbst war er leider nicht mehr am lebenden Menschen tätig, für uns aber war er ein großes Glück, denn er war eine absolute Koryphäe auf seinem Gebiet und konnte auch noch meisterlich lehren. Er vermittelte uns als Allererstes, dem Leichnam gegenüber absoluten Respekt zu zeigen, und er hätte uns sofort aus dem Kurs geworfen, hätte er jemals auch nur etwas annähernd Gegenteiliges wahrgenommen.

Eines Tages sezierten wir im unteren Trigeminusbereich, also am Unterkieferwinkel, und sollten alle Gefäße und Nerven freilegen und darstellen. Ein besonderer Nerv, so erklärte der Professor, sei die Chorda tympani, ein hauchdünner Nerv, der dafür sorgt, ein nach Druckveränderungen belegtes Ohr durch Schlucken wieder frei zu machen. Welche Gruppe auch immer ihn unbeschadet freilegen würde, sollte eine

Belohnung und eine sehr gute Bewertung erhalten. Er wusste vorher schon, dass die Chancen gleich null waren, denn der Nerv hat einen Durchmesser von höchstens einem halben Millimeter und war zwischen Muskeln und Bindegewebe kaum zu finden.

Die meisten Gruppen hatten ihn schon durchtrennt. Die Mitglieder meiner Gruppe waren aus lauter Respekt und Ehrfurcht sehr, sehr vorsichtig vorgegangen, so war das Gewebe noch gut erhalten, weil wir den Fasern gefolgt waren und das Skalpell nicht quer angesetzt hatten. Hier hat mir die Ausbildung durch meinen Vater beim Zerwirken von unseren erlegten Wildstücken sehr dabei geholfen, das Gewebe taktisch klug und mit äußerster Vorsicht zu behandeln. Dennoch fand keiner von uns diesen verflixten Nerv. Nach langem Suchen gaben wir doch auf und riefen unseren Professor zu Hilfe. Er lobte uns zwar für unsere gute Vorgehensweise, aber dann ... setzte er selbst und in hoher Geschwindigkeit seine Instrumente an und in wenigen Sekunden war der Nerv völlig unbeschadet freigelegt. Es geschah so schnell, dass unsere Augen dem Vorgang nicht folgen konnten, und so blieb uns nur das Staunen über diesen Experten. Unser Respekt konnte nur noch wachsen gegenüber diesem wunderbaren Lehrmeister und dem göttlichen Körper, den wir so selbstverständlich durch unser Leben tragen. Obwohl die Medizin und Zahnmedizin praxisorientiert erscheinen, sind sie doch unseren Körper betreffend eine »deskriptive Wissenschaft«.

Praktische Erfahrungen werden beschrieben oder umschrieben, wie zum Beispiel von da Vinci.

Dr. Ernesto Adler schreibt dazu in seinem Buch »Herde und Störfelder im Trigeminusbereich«:

»Zwischen den Wissenschaften der toten Materie und denen des Lebens besteht ein seltsamer Zwiespalt. Die Astronomie, die Mechanik und Physik basieren auf Konzepten, die präzise und elegant mathematisch ausgedrückt werden können. Diese Wissenschaften verfolgen die Wirklichkeit weit über den Bereich des allgemeinen Denkens, bis hin zu nicht wahrnehmbaren Abstraktionen, die nur aus Gleichungen und Symbolen bestehen. Bei den biologischen Wissenschaften ist das nicht so. Diejenigen, die die Phänomene des Lebens studieren, fühlen sich verloren wie in einem undurchdringlichen Dickicht, wie in einem magischen Wald, dessen zahlreiche Bäume unermüdlich den Ort und die Form wechseln. Sie fühlen sich erdrückt unter einer Masse von Tatsachen, die sie beschreiben können, jedoch unfähig sind, mit algebraischen Gleichungen zu definieren. Aus den in der materiellen Welt gefundenen Dingen – seien es nun Atome oder Sterne, Felsen oder Wolken, Stahl oder Wasser – wurden gewisse Eigenschaften wie Gewicht und räumliche Dimensionen herausgestellt. Diese Abstraktionen und nicht die konkreten Tatsachen sind die Materie der wissenschaftlichen Auslegung. Die Beobachtung der Gegenstände stellt nur eine niedere Form der Wissenschaft dar: die deskriptive. Die deskriptive Wissenschaft klassifiziert die Phänomene. Aber die konstanten Beziehungen zwischen den veränderlichen Mengen – das heißt die Naturgesetze – treten nur in Erscheinung, wenn die Wissenschaft abstrakter wird. Die Physik und Chemie sind abstrakt und quantitativ, deshalb hatten sie solch großen und schnellen Erfolg. Obwohl sie nicht danach trachten, die wesentliche Natur der Dinge zu entdecken, erlauben sie uns, zukünftige Ereignisse vorauszusagen und häufig willentlich ihr Eintreten zu bestimmen. Indem wir uns das Geheimnis der Konstitution und Charakteristik der Materie zu eigen machen, haben wir die Herrschaft über fast alles erreicht, was es auf der Welt gibt – außer über uns selbst.

Die Wissenschaft von den Lebewesen im Allgemeinen und dem Individuum Mensch im Besonderen hat keine so großen Fortschritte erzielt. Sie befinden sich noch im deskriptiven Stadium. Der Mensch ist ein unteilbares Ganzes von höchster Kompliziertheit. Man kann von ihm keine einfache Darstellung bringen. Es gibt keine fähige Methode, ihn gleichzeitig in seiner Einheit, seinen Teilen und seinen Beziehungen zur Außenwelt zu verstehen. Um uns zu analysieren, sehen wir uns gezwungen, unterschiedliche Techniken zur Hilfe zu nehmen und folglich verschiedene Wissenschaften zu nutzen.« (Adler, 2004, S. 19)

Es ist einerseits die Komplexität unseres Körpers und andererseits unsere Individualität und die Verbindung von Körper, Seele und Geist, die uns Therapeuten auf allen Ebenen zu schaffen macht, den Menschen zu verstehen. So wurde bereits seit den 1950ern versucht, Spezialgebiete in der Medizin und Zahnmedizin zu kreieren, die die Komplexität teilen sollten, um im Einzelnen weiter in die Tiefe forschen zu können. Wir haben zwar mehr Details gelernt, aber leider den Überblick über das Ganze verloren. Vielfach litt auch die Kommunikation zwischen den Spezialisten untereinander, und so blieb das Verständnis für das Ganze wieder auf der Strecke.

Der Nobelpreisträger Alexis Carrel schreibt in seinem Buch *L'homme inconnu* (deutscher Titel: *Der Mensch, das unbekannte Wesen*): »Trotz aller apparativen Fortschritte der Medizin kommt man den Ursachen der meisten Krankheiten immer noch nicht auf die Spur. Wie oft liegt es einfach daran, dass die Suche danach falsch programmiert ist. Noch immer wird nicht beachtet, wie sehr schwächste Impulse das harmonische physiologische Zusammenspiel durcheinanderbringen können: Die Bedeutung der Fernwirkung eines Störfeldes wird völlig unterschätzt, weil es sich um einen schmerzlosen Bezirk mit nur geringfügigen Ausmaßen handelt.« (Zitiert nach Adler , 2004, S. 19–20)

Aus eigener Praxis kann ich diese Aussagen nur bestätigen, melden sich doch vielfach Patienten bei mir aus zahnmedizinischem Grund, teilen mir aber vertrauensvoll ihre gesamte medizinische Geschichte oder ihre Leiden mit. Da ich mir viel Zeit für meine Patienten nehme und auch großes Interesse am ganzheitlichen Befinden des Menschen habe, höre ich auch gerne zu, um zu erfahren, was die Menschen plagt und was sie daran hindert, ihrem Alltag nachzugehen. So lässt sich erklären, warum ich oft auf Störfelder komme, die fern der manifesten Beschwerden liegen, aber deren Ursache darstellen. Meine jahrelange Erfahrung auf diesem Gebiet hilft mir oft, schnell Zusammenhänge aufzuspüren, obwohl das Störfeld selbst vielleicht keine Symptome zeigt. Ich bin kein »Wunderdoktor«, sondern folge dem, was ich wissenschaftlich und durch Erfahrung gelernt habe, und schließlich auch meiner Intuition. Weisheitszähne haben eine Schlüsselfunktion und können letztlich mit vielen ferngelegenen Organen in Verbindung stehen. Oft zeigen sich also Störfelder in der symptomfreien, aber betroffenen Weisheitszahnregion, die sich zum Beispiel in Knie-, Schulter- oder Fußgelenken durch Bewegungseinschränkungen und/oder Schmerzen äußern.

Seit circa fünfundzwanzig Jahren beschäftige ich mich in meiner Praxis nun schon mit Störfeldern und Herdgeschehen und ich kann den oben aufgeführten Zitaten nur beipflichten. Leider muss ich aber hier auch erwähnen, dass der Stellenwert für Behandlungen von Störfeldern und Herden in der Schulmedizin gering ist und nach wie vor allgemein nur die begleitenden Symptome behandelt werden. Dieses Phänomen hängt sicher auch damit zusammen, dass für uns Mediziner oder Therapeuten die Erklärung und Definition eines

Störfeldes oder -herdes sich weitaus komplizierter darstellt, als ich zuvor mit einfachen Worten geschildert habe. Insbesondere wenn keine Symptome vorhanden sind oder diese sich eher psychisch zeigen. Obgleich wir in der Psychosomatik Fortschritte gemacht haben, bewegen wir uns immer noch auf weitgehend ungewohntem, unerklärbarem Terrain.

Laut dem *Roche-Lexikon Medizin* werden Psychosomatiken als Krankheiten bezeichnet, »bei denen sich organische Veränderungen im Zusammenhang mit einem chronischen Konflikt entwickeln«. (Roche, 1993, S. 1366)

Als Beispiel kennen wir Asthma, das oft durch einen Konflikt oder Schock auftritt. Internistische Therapien alleine führen in solchen Fällen bekanntlich nicht zum Erfolg, und wenn überhaupt, dann, wie sich in den vergangenen Jahren herausstellte, zumeist nur in Verbindung mit Bewältigungstherapien.

Störfelder betreffend, stellt sich immer wieder die Frage, wie es Störungen an einem weit entfernten Ort schaffen, Probleme zu bereiten? Es muss nach genauerer Betrachtung mit einem Erinnerungssystem und/oder Triggersystem zu tun haben, das den Körper ganz gezielt und organspezifisch reagieren lässt.

Physiologisch und anatomisch wurde vorwiegend den Nervenzellen, also dem neuralen Anteil unseres Körpers, ein Erinnerungseffekt zugesprochen. Dass unser gesamter Körper mit Nerven versehen ist, weiß ein jeder, der es schon mit vielfältigen Schmerzen zu tun hatte, denn Schmerzen sind von Geburt an bekannt und ein fester Bestandteil des Lebens. Nervenbahnen in unserem Körper sind vergleichbar mit den elektrischen Drähten, die ein Haus mit Strom versorgen und verbinden. Anders als diese haben unsere Nerven aber eben auch die Fähigkeit, sich zu erinnern, und es ist daher nicht verwunderlich, dass jedes Gewebe, also jedes Organ, eine Erinnerungs- oder Speicherpotenz hat.

Wie jeder Praktiker, der Erfahrungen auf diesem Gebiet der Medizin hat, kann ich bestätigen, dass Störfelder und -herde mit dem Erinnerungpotenzial von Gewebe, Organen und Zellen zu tun haben müssen, war und ist bis heute doch die erste Therapie zur Behandlung von Störfeldern und -herden die Neuraltherapie, zum Beispiel mit Procain. Neuraltherapien stellen die konservativste aller diesbezüglicher Behandlungen dar. Ob durch eine Injektion von Therapeutika in die gestörte Region oder etwa mittels transkutaner elektrischer Nervenstimulation durch Platzierung von Elektroden in der Herdregion, sie bleibt gering invasiv und für den Betroffenen bzw. Patienten ein kleineres Übel.

Die weitaus unliebsamere Methode ist die Entfernung des Störfeldes oder -herdes durch chirurgische Eingriffe. Wer legt sich aber schon gerne unters Messer oder lässt sich auf andere Art oder Weise malträtieren?

(Klammern wir doch das mittlerweile normal gewordene Piercen oder Tätowieren aus, was übrigens auch die Ursache für Herde oder Störfelder sein kann. Aber darauf gehe ich später mit meinen Patienten-Beispielen ein.)

Störfelder oder -herde können aber nicht nur den Körper betreffen, sondern ebenfalls die Seele und den Geist. Inwieweit nun diese Erinnerung von Zellen oder Gewebe psychisch oder geistig ist, ist uns noch gänzlich unklar. Doch wir nähern uns hier immer mehr dem Philosophischen an, wenn wir annehmen, dass in jeder Zelle von uns auch die Seele und der Geist stecken.

Persönlich beurteile ich jeden Fall, jeden Patienten ganz individuell. Jeder Mensch ist nun mal gänzlich eigen, obgleich wir alle Menschen sind. Ich erkenne aber schon einen gleitenden Übergang zwischen einer physiologisch-körperlichen Erinnerung und einer seelischen oder geistigen Erinnerung bei vielen meiner Patienten. Fassen wir also zusammen: Störfelder/Herde sind Phänomene, die in jeder Zelle und jedem Gewebe auftauchen können. Sie können sowohl lokal als auch diffus, zumeist aber an ganz anderen Stellen ihre Auswirkungen zeigen und sehr wahrscheinlich über Erinnerungspotenziale der Nerv- oder Energiebahnen den Körper, die Seele und den Geist in ihrer Funktion beeinflussen, verändern und blockieren. Sehr oft finden sie ihren Ursprung im Trigeminusbereich, also in der vorderen Kopfhälfte.

Wie gehe ich in meiner Praxis diesen abstrakten Störungen auf den Grund und wie erkenne ich, ob und wo ein Störfeld vorliegt?

Die Radiästhesie● und die Kinesiologie (Muskeltestung) sind für mich hierbei die ergiebigsten Diagnosemethoden. Sie sind Testmöglichkeiten, die mir schnellen Zugang gewähren, ob und wo ein Störfeld/Herd vorliegt und wie ich es bzw. ihn therapieren kann.

In diesem Zusammenhang ist uns Therapeuten, die Testungen mittels Kinesiologie und Radiästhesie durchführen, die Grundlage und Voraussetzung als diagnostische Hilfe zur Genüge bekannt, für das Verständnis des Lesers muss dies aber hier unbedingt erläutert werden. Die Radionik geht davon aus, dass lebendige Wesen Schwingungen ausstrahlen, die als feinstoffliche Energiefelder (morphische Felder) bezeichnet werden. Diese feinstofflichen Felder können über die Radiästhesie mittels eines Tensors oder über die Kinesiologie mittels Muskeltestung wahrgenommen werden. Diese morphischen Felder übermitteln Informationen auf energetischer Basis über den Zustand einzelner Zellen, Organe oder des gesamten Körpers. Einem lebenden Körper – ich vermute, nicht nur dem menschlichen, sondern auch dem tierischen oder pflanzlichen – ist es möglich, auf unermesslich schnelle Weise Informationen zu übermitteln. Es ist nachgewiesen, dass bei Veränderungen an

Die ● Radiästhesie untersucht materielle Objekte oder feinstoffliche Phänomene mittels einer Rute oder eines Tensors.

einem Kopfhaar sofort der Zehennagel des Menschen davon weiß – und das, obwohl wir hier von angeblich »totem Gewebe« sprechen. Dieses Wissen ist dem ganzen Körper sofort zugänglich und bekannt.

Dazu ein Beispiel aus meiner Praxis. Ich hatte in meiner Praxis vor zig Jahren mir selbst den Beweis für die Informationsübermittlung geliefert und war gänzlich verblüfft über diese Erkenntnis. Eine Patientin hatte meine Praxis aufgesucht und sich über Beschwerden am oberen linken Eckzahn beklagt. Auf die Frage, ob sich bei ihr etwas psychisch verändert hätte, erklärte die Patientin, dass ihr in letzter Zeit aufgefallen war, dass sie mit Stresssituationen gar nicht mehr zurechtgekommen sei, sich schnell über Kleinigkeiten aufgeregt hätte und auch schnell wütend geworden sei. Ihr Kreislauf sei auch nicht mehr so stabil wie zuvor gewesen.

Ich stellte schnell fest, dass der betroffene Zahn in einem Frühkontakt stand und somit beim ständigen Beißen die Hauptkaukraft abfangen musste. Ich testete kinesiologisch und radiästhetisch, ob das die wirkliche Ursache der Schmerzen war, und kam auch mit diesen Methoden zu der gleichen Diagnose wie zuvor auf schulzahnmedizinischem Wege. Der Frühkontakt befand sich im Zahnschmelz, also gänzlich totem Gewebe. Ich reduzierte den Zahnschmelz an der Stelle des Frühkontaktes, ließ aber die Patientin nicht wieder zubeißen, sondern testete sofort wieder kinesiologisch und radiästhetisch, wodurch ich feststellte, dass die Störung beseitigt war. Auch die Patientin bestätigte sofort, dass der Schmerz weg war und sie sich wieder entspannter und ruhiger fühlte, ohne dass sie zugebissen hatte. Ich wusste damals schon um den Zusammenhang des Eckzahnes mit der Leber, der Gallenblase, der Milz und der Bauchspeicheldrüse, konnte also auch die psychische Komponente und Veränderung der Patientin durch den Auslöser Zahn 23 erklären.

Wie konnte aber dieses tote Zahnschmelzgewebe die Information über die Entlastung des Zahnes sofort weitergeben? Wie es genau funktionierte, ließ sich nur vage beantworten, obwohl ich damals schon wusste, wie Organe und Zellen aller Art über Energiebahnen verbunden sind. Auch die betroffenen Organe, Leber, Gallenblase, Milz und Bauchspeicheldrüse, waren zum gleichen Zeitpunkt entspannt, harmonisiert und equilibriert und damit Körper und Seele wieder ins Gleichgewicht gebracht.

Das Entscheidende war, dass der Patientin geholfen war und wir überglücklich waren ob des schnellen und nachhaltigen Erfolges und der einfachen Methodik der Behandlung.

Meine Erfahrung aus dieser Behandlung lehrte mich, dass jede Art von Zelle oder Gewebe einen Erinnerungsspeicher haben muss, der auch gelöscht oder verändert werden kann, sofern der richtige Ansatz oder die richtige Methodik zur Anwendung kommt.

Sprechen wir hier von allen Gewebe- und Zellarten, dürfen auch Milchzähne nicht vergessen werden, denn leider finden wir auch immer mehr junge Patienten unter den Störfeld- oder Herdbefallenen. Diese praktische Erkenntnis aus eigener Praxis deckt sich auch mit denen der international praktizierenden Kollegen und ist sicher nicht nur den zahnmedizinischen Behandlungen, zum Beispiel durch unverträgliche Materialien, geschuldet, sondern auch dem multiplen Impfstress, dem Kinder heute im jüngsten Alter bereits ausgesetzt sind. Wurden vor Jahrzehnten noch Impfungen auf viele Jahre verteilt, werden heutzutage Verbundimpfungen von fünf bis zehn verschiedenen Wirkstoffen auf einmal verabreicht. Ich frage mich immer wieder, wie ein Körper und dessen Leber und Nieren damit fertigwerden sollen?

Bei Ihnen als Leser mag nach den bisherigen Ausführungen die Frage auftauchen: »Warum ist es der Bereich um den Trigeminusbereich, der so anfällig für Störfelder ist?« Ich sehe die Erklärung in der Tatsache, dass es kaum ein menschliches Körperteil gibt, das so viele Veränderungen von Geburt an miterleben muss wie der Kopfbereich und speziell der Mundbereich. Bedenken Sie, wie oft Sie alleine zum Zahnarzt gegangen sind und noch gehen werden und wie oft in diesem Zusammenhang zahnärztliche Behandlungen stattfanden und aller Wahrscheinlichkeit nach noch stattfinden werden. Es finden hier also durch Eingriffe aller Art die meisten Veränderungen statt.

Ich will auf keinen Fall meinen Beruf glorifizieren, aber die Tatsachen sprechen für sich, und aus diesem Grund sind auch für die Früherkennung von Allgemeinerkrankungen oftmals »wachsame Zahnmediziner« verantwortlich. Von Diabetes bis zu Herz- und Nierenerkrankungen, ganz zu schweigen von skelettalen Veränderungen zum Beispiel der Wirbelsäule: Vielfach sind es die Zahnärzte, die Betroffenen wichtige Hinweise und Empfehlungen geben, den Hausarzt oder andere Fachärzte aufzusuchen. Nebenwirkungen von Medikamenten manifestieren sich auch sehr oft zuerst als Mundtrockenheit oder Entzündungen im Zahnbettbereich und schlagen daher Alarm für weitere Untersuchungen, Befunderhebungen und Diagnosen. Genau aus diesem Grund ist eine bessere Zusammenarbeit zwischen uns Therapeuten zwingend notwendig, denn eine gesunde Gesellschaft schafft ein gesundes, ganzheitliches Umfeld auf Erden.

Aber nun zurück zu Störfeld und -herd. Im Folgenden beschreibe ich ein paar Beispiele aus der Praxis, die einerseits die Bedeutung der Therapie und andererseits die wunderbare Möglichkeit aufzeigen, dem Patienten Schlüssel zur Selbstheilung in die Hand zu geben. Dr. Ernesto Adler, der Spezialist in Sachen Störfelder und Herde, schreibt in seinem Buch *Herde und Störfelder im Trigeminusbereich*: »Nicht der Herd oder das Störfeld selbst ist das Maßgebende, sondern die Reaktion des Organismus.« (Adler, 2004, S. 25).

Genau diese Reaktion führt den Menschen zum Therapeuten, weil er die Reaktion beseitigt haben will. Manchmal, vielleicht öfter, als wir uns vorstellen können, hat sich der Betroffene mit der Reaktion angefreundet und lebt damit in Synergie, hat sich damit arrangiert oder, wie wir im Fachchargon ausdrücken, kompensiert gut. Seine Antwort auf die Frage, woran es denn fehle, ist allzu oft: »Mir fehlt doch nichts, ich bin total gesund.« Nur wenn der Therapeut dann mit der Behandlung beginnt und der Patient damit konfrontiert wird, wird er sich seiner wahren Schwäche plötzlich bewusst. Fällt der Patient dadurch aus seinem Hamsterrad heraus, stellt er selbst fest, dass er weit von seinem Gleichgewicht und seiner Kraft entfernt ist.

Verständlicherweise kommen Patienten zu uns Zahnärzten wegen ihrer Zähne. In meinem Fall als ganzheitlich behandelnder Zahnarzt lerne ich allerdings auch immer mehr Menschen kennen, die bereits wissen, dass Zähne weit mehr verursachen können als lokale Schmerzen. Störfelder betreffend kann ich sagen, dass über achtzig Prozent der Herde oder Störungen ihre Ursache in Weisheitszahn-Regionen haben.

Ein zu diesem Thema sehr relevanter und erwähnenswerter Fall, betraf eine Patientin im Alter von Ende dreißig. Ihre Geschichte war absolut nicht alltäglich und auch für mich wieder erstaunlich lehrreich. Sie wurde bei mir vor Jahren vorstellig wegeneiner Zahnbetterkrankung, empfindlichen Frontzähnen, allgemeiner

Malaise•, Beschwerden über den ganzen Körper und das zentrale Nervensystem verteilt, schwacher Blase und allgemeiner psychischer Belastung.

Die Patientin war seit einigen Jahren auf der Suche nach medizinischer Hilfe, wurde aber von Schulmedizinern aufgegeben, ihre Symptome wurden als psychosomatisch abgestempelt. Frustriert und ohne Hoffnung wurde sie dennoch von Bekannten überredet, mich aufzusuchen. Die übliche Anamnese war relativ unauffällig und gab keine Begründung für die geschilderten Symptome.

Ich erklärte nach einem allgemeinen zahnärztlichen Befund, dass ich so nicht weiterkäme und ich den Mund und den gesamten Körper durchtesten müsste. Dazu müsste ich noch wichtige Fragen über die Lokalisation von Narben, Piercings und Tätowierungen beantwortet bekommen. Außer den üblichen Narben durch kleine Verletzungen und den Nabel, der unsere erste Narbe im Leben darstellt und als solche vielfach in Vergessenheit gerät, sowie Ohrstecker als Piercings war alles unauffällig gewesen und schien gänzlich unspektakulär.

Im Mund hingegen konnte ich zwei Störfelder in Weisheitszahn-Regionen testen, und Unverträglichkeiten von Füllungen und Kronenmaterial traten zum Vorschein. Folgende Organe waren zusätzlich laut meiner Testung geschwächt, gestört oder

• *Malaise* beschreibt ein Gefühl des Unwohlseins oder der Schwäche.

blockiert: die Zirbeldrüse, der Metallpunkt, der Yin Tang●, beide Kieferhöhlen, die Schilddrüse, die Thymusdrüse, die Lunge, das Herz, die Leber und die Gallenblase, der Magen, der Nabel, der Dünndarm und Dickdarm, die Blase sowie beide Nieren und Nebennieren.

Anfänglich war ich davon ausgegangen, dass eine der Weisheitszahn-Regionen das Hauptstörfeld war – doch weit gefehlt! Laut meinen Testungen lag das Hauptstörfeld im Unterleib, insbesondere um den Schambereich herum. Dieser Befund sagte mir, dass irgendetwas in der Anamnese gefehlt haben musste, und so hakte ich nach mit der Frage nach erlebten Ausschabungen, Fehlgeburten, Dammschnitten. Aber nichts dergleichen war Teil der Geschichte dieser Patientin gewesen. Auf die Frage, wie sie verhüte, erklärte die Patientin, dass sie dies mit einem Kupferpessar (Kupferspirale zur Empfängnisverhütung) tue. Das erklärte die Störung zwischen Nabel und Schambein, aber nicht direkt in der Schambeinregion selbst. Ich gab nicht auf und fragte weiter und weiter nach, bis die Patientin mit der Wahrheit herausrückte. Sie hätte sich ein Schamlippenpiercing stechen lassen. Das Material sei Metall, aber aus welchem oder aus welcher Legierung, wusste sie nicht.

Es bedurfte viel Überredungskunst, die Patientin davon zu überzeugen, das Piercing noch in dieser ersten Sitzung zu entfernen, um endgültig der Störfeldsuche auf den Grund gehen zu können.

● **Yin Tang:** ein bedeutender Akupunkturpunkt zwischen den Augenbrauen.

Die Patientin verschwand also für fünf Minuten auf der Toilette und kam mit dem gereinigten Piercing in der Hand wieder ins Sprechzimmer. Meine Testungen ergaben Erwartetes, aber dennoch Erstaunliches. Alle Störungen waren beseitigt und das Material des Piercings testete ich auf »gänzlich unverträglich«.

Das primäre Störfeld war also das Schamlippenpiercing gewesen, und so schloss sich auch der Symptomkreis. Sämtliche Energieachsen des Körpers konnten dadurch gestört werden – inklusive der Leber, der Galle, der Nieren, der Nebennieren und des zentralen Nervensystems, was letztlich zur psychischen Belastung führte. Die Weisheitszähne waren sicher ein separates Störfeld und die restlichen Organe dadurch sekundär betroffen, aber diese konnten gut kompensiert werden.

Nun galt es nur noch, die Patientin davon zu überzeugen, möglichst nie mehr das Piercing zu tragen, und wenn unbedingt notwendig, es nur für wenige gewisse Stunden zu platzieren. Trotzdem die Patientin zugegeben hatte, nach der Entfernung des Piercings eine sofortige körperliche Verbesserung und Energierückgewinnung festgestellt zu haben, war es für sie anscheinend schwierig, davon loszulassen.

Ich machte ihr den dringenden Vorschlag, das Piercing erst mal zumindest für zwei Wochen nicht mehr zu tragen, um festzustellen, ob sich die Symptome bessern oder gar verschwinden würden, denn dann müsste die Entscheidung, sich ganz von dem Teil zu verabschieden, wohl leichtfallen.

Für mich war das Hauptstörfeld gefunden, mitgeteilt und die Verantwortung »zu treuen Händen« an die Patientin zurückgegeben. Leider habe ich die Patientin bis heute nicht wiedergesehen, da sie nicht mehr zum Kontrolltermin erschienen war. So blieb mir nur die Hoffnung, dass es ihr wieder gutging.

Ich habe hier nun einige weitere Beispiele aus meiner Praxis, die aufzeigen, wie vielfältig Störfelder sein können und dass die Ursache nicht immer an den Zähnen liegen muss, aber dennoch meistens in einem Zusammenhang damit steht – manchmal direkt, manchmal auf Umwegen.

Lieber Leser, Sie werden es kaum glauben, aber selbst Brillengestelle können sich durch ihre Unverträglichkeit als Störfeld äußern. Was hat nun ein Brillengestell mit den Zähnen zu tun? Brillengestelle verlaufen im oberen Mittelgesicht, am Oberkiefer und den Kieferhöhlen vorbei. Dort werden wichtige Meridiane des Magens, Dickdarms, Dünndarms, Herzens, des Dreifachen Erwärmers, Konzeptions-Gefäßes, Gouverneur-Gefäßes, der Blase, Gallenblase und der Leber durchquert, berührt oder sie befinden sich in der Nähe des Gestells. Liegt also eine Unverträglichkeit der Brille vor, kann das den ganzen Körper und die Zähne massiv beeinflussen.

In den letzten Jahrzehnten hat die Industrie die Nachfrage nach attraktivem Design und geringem Gewicht, das heißt Tragekomfort, aufgegriffen und neue Materialien verwendet. Metalle, vor allem titanhaltige Legierungen, haben den Markt erobert, sind sie doch sehr leicht und robust und erlauben grazile, zierliche Gestellformen, die vorher technisch undenkbar waren. Doch in unserer bipolaren Welt wird auch hier, wie fast immer, sichtbar: Wo ein Vorteil, da auch ein Nachteil!

Meine Intuition hat mich vor circa zehn Jahren auf die Testung meiner eigenen Brille gebracht, da sie mich selbst beim Singen im Chor nach rund dreißig Minuten Tragezeit irritierte und sogar Töne, die ich sonst in meiner Tenorlage gut erreichte, plötzlich schwierig und ungenau wurden. Mein Brillengestell testete ich auf »unverträglich«. Mit dem Bewusstsein der Meridiane im Bereich des Hinterkopfs wurde mir ab diesem Zeitpunkt bewusst, wie wichtig es war, Brillengestelle in mein standardisiertes Testprogramm aufzunehmen. Da Brillengestelle aber oft teuer sind, begebe ich mich immer ganzkörperlich auf die Suche des Hauptstörfeldes. So kann ich erreichen, dass durch die Auflösung dieses Hauptstörfeldes, etwa bei einem Weisheitszahn, das Brillengestell doch verträglich wird.

Eine weitere, erstaunliche Geschichte ereignete sich im November 2014, als sich Herr J., Alter neunundsechzig, bei mir mit immer wiederkehrenden Beschwerden am Zahn 16, einem Backenzahn oben rechts, vorstellte.

Die Ganzkörpertestung ergab eine erhebliche Schwächung der Leber, der Gallenblase und des Magens sowie einige Lebensmittelunverträglichkeiten, Störungen im Trigeminusbereich und eine Unverträglichkeit des Brillengestells. Nach Beseitigung des Störfeldes am Zahn 16 und der damit verbundenen Kieferhöhle rechts blieb leider immer noch die Störung der Brille. Bei Nachfragen, ob der Patient Probleme mit Magen, Darm und Verdauung hätte, kam ein deutliches Ja. Ich empfahl ein neues Brillengestell, was in diesem Fall nicht schlimm war, wollte sich der Patient doch in Kürze ohnehin eine neue Brille anschaffen. Als Hilfe bat ich an, dass Herr J. sich drei bis fünf Gestelle aussuchen sollte und damit bei mir zur Testung vorstellig werden könnte. Auf diese Weise konnte ich Herrn J. das verträglichste und neutralste Gestell ruhigen Gewissens bestätigen und damit zu dauerhaftem Energiefluss der Meridiane im betroffenen Gesichtsbereich verhelfen.

Auch Zahnimplantate können stören, wie bei Fr. G., Alter dreiundfünfzig, im März 2020 ersichtlich wurde. Fr. G. erschien in meiner Praxis mit Beschwerden in Regio 35. Die Regio war vor Jahren nach Verlust des eigenen Zahnes mit einem Implantat versorgt worden. Laut Aussage der Patientin war das Implantat seit Monaten nicht mehr belastbar, aber nicht durchgängig, sondern zwischendurch sei auch mal ein Monat Ruhe gewesen. Die allgemeine medizinische Geschichte war ohne Befund, und so gab es erst mal keinen Grund, von Infektionen oder Unverträglichkeiten auszugehen. Nach eingehender Testung zeigten sich jedoch Schwächen, Störungen oder Blockaden folgender Organe: Implantat 35, Zahn 15 palatinal, Zahn 13 im Knochen, Zähne 38, 37 und 46, Zirbeldrüse, Metallpunkt, Milz, Pankreas, Kieferhöhlen beidseits, Schilddrüse, Thymus, Herz, Lunge, Leber, Gallenblase, Dickdarm, Blase, Lymphsystem, beide Nieren und Nebennieren, die Tonsillen (Mandeln) und das Ovarium re (Eierstock). Als Hauptstörfeld stellte sich das Implantat 35, genauer gesagt, das Material des Implantats 35 heraus.

Als Therapie testete ich die Nosode Titanicum Metallicum D30 in Globulidarreichung mit der Dosierung 5–0–5 Globuli. Nach drei Wochen der Einnahme sollten alle Störungen beseitigt sein.

Eine weitere Patientin, Frau M., Alter sechzig, ohne medizinischen Allgemeinbefund, meldete sich im März 2020 zur zahnmedizinischen Routineuntersuchung. Auch mein zahnmedizinischer Befund war klinisch unauffällig. Gerade als ich die Sitzung beenden wollte, berichtete sie von ihren Schmerzen in der gesamten rechten Körperhälfte. Mir waren schon beim Eintreten in das Sprechzimmer unregelmäßige, nicht harmonische Bewegungsabläufe aufgefallen. Ich wollte mich jedoch nicht aufdrängen und unterließ jegliche Befragung in dieser Hinsicht. Als allerdings die Patientin selbst die Beschwerden ansprach, fragte ich doch, ob ich behilflich sein könnte. Die Antwort gab mir das Recht und die Freigabe zu weiteren Untersuchungen. Das Resultat verblüffte selbst mich. Folgende Störungen schlugen zu Buche: Zähne 48 und 47, Herz, Lunge, Leber, Gallenblase, Dickdarm und Blase. Hauptstörfelder waren die Zähne 48 und 47, und diese konnten nach Absprache mit Frau M. mit einer Heilinjektion von 1,5 ml Procain (einprozentige Lösung) neutralisiert werden. Alle anderen Störungen waren ebenfalls sofort verschwunden. Auch die Schmerzen der rechten Körperhälfte waren fast gänzlich weg, nur leichte Verspannungen waren noch vorhanden, die sich in ein bis zwei Tagen auf null reduzierten.

Meine hochgeschätzte Kollegin Dr. Schlarb – zum damaligen Zeitpunkt noch tätig in unserer Gemeinschaftspraxis – und ich führten vor zweieinhalb Jahrzehnten eine längere Diskussion über Wurzelbehandlungen und wurzelbehandelte Zähne. Es waren zu dieser Zeit schon lange Argumente gegen diese Behandlung im Umlauf, mit der Begründung, wurzelbehandelte Zähne würden »Leichengifte« absondern und somit den Körper stören und Erkrankungen fördern, insbesondere Rheuma. Meine Kollegin hatte in einer Fachzeitschrift gelesen, dass wurzelbehandelte Prämolaren Brustkrebs fördern würden. Studien hätten gezeigt, dass bei Brustkrebspatientinnen vermehrt wurzelbehandelte Zähne vorhanden waren. Dass die Prämolaren im Unterkiefer (UK) in direktem Zusammenhang mit den Mammadrüsen (Brust- oder Milchdrüsen) und den Lymphknoten

• **Prämolaren** sind die Zähne vor den Backenzähnen. Sie werden auch Vorbacken- oder Vormahlzähne genannt.

stehen, war uns bekannt, aber die Verbindung zum Brustkrebs war neu. Jahre vergingen, aber die Mitteilung meiner versierten Kollegin blieb mir im Hinterkopf und war sofort wieder präsent, als Fr. R. vor etwa zehn Jahren mit dem allgemeinen Befund eines vergangenen Brustkarzinoms, verbunden mit einer Operation, vorstellig wurde. Röntgenbilder der UK-Prämolaren zeigten einen wurzelbehandelten Zahn 45, der sich als Störfeld erwies und laut Testung auch noch tendenziell zur genannten Brusterkrankung in Verbindung bringen ließ. Nach längerer beständiger Aufklärung und insistierenden Gesprächen über mehrere Monate zusammen mit ihrem Mann ließ sie sich den Zahn entfernen und die Lücke nach circa vierundzwanzig Monaten prothetisch mit einer Brücke schließen, denn die Regio 45 war und blieb störungsfrei, sodass nichts gegen eine dauerhafte Versorgung sprach. Die Patientin ist nun seit siebzehn Jahren krebsfrei.

Ich bin nicht so vermessen zu glauben und zu behaupten, dass allein die Entfernung des Zahnes zur endgültigen Genesung geführt hat, konnte aber beobachten, dass die Auflösung des Störfeldes im direkten zeitlichen und kausalen Zusammenhang mit der Ausheilung stand. Neben wichtigen Änderungen in ihrem Leben und entsprechenden anderen Therapien hatte die Patientin ihr Bestes in Bezug auf die Änderung ihrer persönlichen Lebenseinstellung für ihre Heilung getan.

Als ein etwas behandlungsintensiverer Fall stellte sich Frau M., Alter sechzig, im November 2020 heraus, auch wenn die medizinische Anamnese sie zunächst als gesund einstufte. Die Patientin erschien zur jährlichen Routineuntersuchung und erwähnte ganz beiläufig, sie habe manchmal Probleme mit der Wirbelsäule und habe vom Vorgänger-Zahnarzt eine Schiene für den Unterkiefer bekommen, die sie auch trage, aber die nicht den gewünschten Erfolg bringe. Sie habe die Schiene auch dabei und ich könne diese ja kontrollieren. Ich empfahl aber, zuerst eine Ganzkörpertestung vorzunehmen, um mögliche Störfelder auszuschließen. Die Patientin erklärte sich dazu bereit, und meine Diagnose versetzte sie in Staunen. Mehrere Störfelder waren vorhanden: der Zahn 21, der laut meiner Testung mit einem Schwangerschaftstrauma zusammenhing. Die Patientin erwiderte daraufhin, ja, das könne sein, sie wäre während der Schwangerschaft ein unerwünschtes Kind gewesen und ihre Mutter sei in dieser Zeit gestürzt. Nach der Geburt sei sie aber geliebt worden. Der Zahn 46 – er war wurzelbehandelt und hinterließ bei Frau M. seitdem ein Gefühl von Unwohlsein – sowie weitere Organe wie Zirbeldrüse, Yin Tang, Kieferhöhlen beidseits, Schilddrüse, Thymus, Herz, Lunge, Dünndarm, Dickdarm, Blase, beide Nieren und Nebennieren waren betroffen, blockiert oder geschwächt, der Augendruck beider Augen erhöht und das Material der Schiene unverträglich. Die Testung des Bisses, das heißt die Relation davon, wie die Unterkieferzähne auf die Oberkieferzähne auftrafen, bestätigte ebenfalls die Empfindung der Patientin, dass sich mit dem Tragen der Schiene an den Beschwerden nichts geändert habe. Ganz im Gegenteil, denn neben der Fehlbisslage, die durch die Schiene nicht korrigiert wurde, kam nun auch noch die Unverträglichkeit des Schienenmaterials dazu.

Als Therapie ergab sich nach meiner Testung:

1. Die Entfernung des Zahnes 46, da er leider auch durch eine Revision der Wurzelbehandlung nicht zu retten war, denn das störende Wurzelfüllmaterial war hier nicht rückstandslos zu entfernen. Das war aber nur ein Teil der Störfeldtherapie.

2. Der Biss musste korrigiert werden. Meine Testung ergab, dass der Biss auf der linken Seite erhöht werden musste, und zwar in Regio 36 um 1 Millimeter und nach vorne mehr werdend. Denn die Relation, bei der sich die Kiefer zueinander wie Keile verhalten, stimmte nicht mehr und dadurch vergrößerte sich der Abstand zueinander nach vorne zunehmend.

3. Nun sollte die Schiene selbstverständlich aus einem verträglichen Material gefertigt werden.

Glücklicherweise war die Patientin von der Therapieplanung schnell überzeugt, und so konnte ich Anfang März 2021 den Zahn 46 komplikationslos entfernen und im Mai desselben Jahres eine neue Schiene mit den getesteten Kriterien eingliedern. Bei der Kontrolltestung waren alle Störungen verschwunden, und Frau

M. konnte endlich wieder einem normalen, gesunden Leben nachgehen. Das Geburtstrauma war ebenfalls inzwischen von einer wunderbaren Kollegin, die energetisch arbeitet und auf Schwangerschafts- und Geburtstraumata spezialisiert ist, aufgelöst worden, wodurch selbst der Zahn 21 vom Störfeld befreit wurde.

Jahrelange Erfahrung mit Störfeldern machte den folgenden Fall zu einem einfachen, der glücklicherweise erfolgreich für alle Beteiligten endete.

Frau B., siebenundsiebzig Jahre alt, kam im November 2021 in meine Praxis zur zweiten Befundaufnahme in diesem Jahr. Sie hatte seit Jahrzehnten erhöhten Blutdruck, Schilddrüsenüberfunktion und Asthma, war aber mithilfe allopathischer Medikamente gut eingestellt. Der zahnmedizinische Befund war klinisch einwandfrei, aber die Patientin klagte seit einigen Monaten über Knieschmerzen links. Ein OP-Termin war angesetzt vom Hausarzt und Orthopäden. Mit dem Einverständnis der Patientin testete ich, meiner Intuition folgend, alle Zähne mit besonderem Fokus auf die Weisheitszahn-Region oben und unten links. Und siehe da, ein Störfeld am Zahn 38, also in der Weisheitszahnregion im Unterkiefer links, war nachweisbar. Der Zahn war vor circa fünfundfünfzig Jahren durch einen schweren chirurgischen Eingriff entfernt worden und die Patientin resümierte in schlechter Erinnerung, dass die Heilung verzögert und kompliziert gewesen war. Als Therapiemittel konnte ich Procain einprozentig 2 Milliliter finden. Frau B. wollte die Therapie versuchen, um sich eventuell eine Operation zu sparen. Gesagt, getan – ich verabreichte die Heilinjektion in die getestete Schleimhautstelle der Weisheitszahnregion UK links, und prompt hörten kurz darauf die Schmerzen im linken Knie auf. Sie fragen sich sicher: Wie konnte nach so langer Zeit dieses Störfeld auftauchen? Ich habe mir darüber Gedanken gemacht und konnte es mir nur so erklären, dass die Patientin durch mehr als zehn Jahre Pflege ihres kranken Mannes körperlich wie psychisch so belastet war, dass das bisher dormante Störfeld nun in Erscheinung getreten war, weil ihr letztlich die Kraft fehlte, um es zu kompensieren, war sie doch Tag und Nacht, 365 Tage im Jahr, für ihren Mann da, hatte kein Eigenleben und keine Freiheit mehr und musste obendrein mit ansehen, wie ihr geliebter Lebenspartner langsam dahinschwand. Dies war eine Belastung für Körper, Seele und Geist. Laut meiner Erfahrung sind in solchen Fällen immer die Nieren sowie Leber und Gallenblase geschwächt. Da Weisheitszähne, wie bereits erwähnt, eine Schlüsselfunktion innehaben, können sie sehr leicht auf energetische Weise Veränderungen jeder Art bewirken. Es ist mir wichtig, in diesem Buch auch auf mögliche Störfelder hinzuweisen, die ihre Ursache im psychischen Bereich haben, jedoch müssen diese auf andere Art gelöst werden. Aurachirurgie (die ich im Folgenden noch abhandeln werde), Energiebehandlungen, Reiki, Strömen, Osteopathie, um nur einige aufzuzählen, sind hierfür probate Therapien.

Frau P., Alter zweiundfünfzig, mit leichter Herzschwäche, Allergien auf Gräser, Pollen und Ozothin, ein Paracetamol-Präparat, erschien im März 2020 zur zahnärztlichen Behandlung eines Frontzahnes, Zustand nach Fraktur, bei mir in der Praxis. Frau P. war besorgt um ihre Zähne und wollte die Zusammenhänge und Gründe empfindlicher und widerstandsarmer Zahnsubstanz erklärt haben. Überrascht, aber auch erfreut über das Interesse, befolgte ich den Wunsch, ihren Körper nach Störungen und Schwachstellen zu untersuchen. Folgende Organe waren beim Testen auffällig: die Zirbeldrüse, der Metallpunkt, die Schilddrüse, die Thymusdrüse, das Herz, die Lunge, die Leber und Gallenblase, der Dünndarm und Dickdarm, die Blase, beide Nieren und Nebennieren und die Tonsillen; des Weiteren kam ein Geburtstrauma zum Vorschein. Die Testung ergab, dass das Hauptstörfeld das Geburtstrauma war und die passende Therapeutin dafür eine Meisterin ihres Fachs, der Auflösung von Schwangerschafts- und Geburtstraumata, in Bad Aibling. Ich verwies also die Patientin an die Kollegin und wünschte viel Erfolg bei der Auflösung.

Als letzten Fall möchte ich hier noch eine hochinteressante und für unsere Zeit so wichtige Geschichte zu Papier bringen. Herr Z. kam im August 2017 im Alter von neununddreißig Jahren zur normalen jährlichen zahnärztlichen Befundaufnahme und fragte, nachdem ich ihm mitgeteilt habe, dass seine Zähne inklusive Zahnbett unauffällig waren, ob ich ihm bei einem Problem helfen könnte. Seine allgemeine medizinische Anamnese war ebenso unauffällig gewesen. Aber er erzählte, dass er für sein Leben gerne Fußball spiele, jedoch seit etwa anderthalb Jahren verhindert sei und auch beim Laufen oder manchmal schon beim einfachen Gehen so starke Schmerzen am rechten Bein verspüre, dass jeglicher Spaß verging und Sport gänzlich unmöglich wurde. Ich testete wie üblich nach Störfeldern im Mund, blieb jedoch erfolglos und ohne Befund. Die Frage nach Tätowierungen offenbarte schnell am rechten Sprunggelenk, außen am Knöchel, einen blauen Löwen. Herr Z. erklärte, er habe sich vor mehr als zehn Jahren das Tattoo aus einer Laune heraus bei einer Urlaubsreise nach Asien stechen lassen, aber nie Probleme damit gehabt.

Nach dieser neuen Erkenntnis begann ich mit dem Ganzkörpertest, der folgendes Ergebnis zeigte: Zirbeldrüse, Kieferhöhlen, Herz, Leber, Gallenblase, Dickdarm, Dünndarm und Lymphe waren geschwächt – das Tattoo störte! Die Gegenprobe der Testung ergab: Hauptstörfeld war das Tattoo. Spontan erwiderte der Patient, er wolle sich das Tattoo entfernen lassen, wenn er nur wieder spielen könnte. Ich riet Herrn Z. dringend davon ab, da zur Entfernung die Haut abgeschabt werden müsste und dieser Vorgang vor allem an dieser Stelle extrem schmerzhaft sein würde und eine lange Heilung zur Folge hätte, da das Tattoo einen Durchmesser von mehr als 10 Zentimetern aufwies, und noch schlimmer, die Knochenhaut davon betroffen war. Hätte die Knochenhaut entfernt werden müssen, hätte unter

Umständen ein Teil vom Knöchel mit abgeschabt werden müssen, um sicherzustellen, dass alles entfernt wurde. Eine langwierige, mit sehr starken Schmerzen verbundene Heilung wäre die Folge, und der notwendige chirurgische Eingriff wäre ohne Transplantation von Knochen und Haut mit Sicherheit unmöglich, ganz zu schweigen vom hohen Risiko für Infektionen, Abstoßung des Transplantats und Gewebsnekrosen. Verständlich, dass der Versuch einer konservativen Behandlung ohne Risiko bei Herrn Z. sehr willkommen war, da letztlich eine mögliche lebenslange Behinderung nach einem invasiven Eingriff wie dem oben geschilderten nicht auszuschließen war. Der Patient hatte nichts zu verlieren.

Mir war aus meiner Erfahrung mit Farben beim Emaillieren und Färben von Keramik- und Tonarbeiten sowie aus dem Sprachgebrauch bekannt, dass bei blauer Farbe oft Cobalt mit im Spiel war. Ich testete also auf Cobalt und – Bingo! Die Störung und die Schwächen waren weg. Als Medikament bzw. Gegenmittel erwies sich die Nosode Cobaltum Metallicum D200 als probates Mittel. Ich übergab das Rezept dem Patienten und war einerseits froh, intuitiv sehr schnell auf ein Mittel gekommen zu sein, war aber ehrlich etwas skeptisch ob der gewünschten Wirkung.

Ich hörte vier Jahre nichts von Herrn Z., bis er 2021 mit einem frakturierten Zahn wieder auftauchte. Er erzählte, dass er drei bis sechs Monate nach Einnahmebeginn der Nosode in der von mir empfohlenen Dosierung völlig schmerzfrei war und mit altem Elan wieder seinem geliebten Hobby nachgehen konnte. Bei Sichtung der Tätowierung stellte ich erstaunt fest, dass das Bild am Knöchel total ausgewaschen, verblasst und der Löwe nicht mehr erkennbar war. Herr Z. aber war überglücklich und konnte gut mit dem unschönen Tattoo leben.

Die Moral von der Geschicht' soll uns doch sagen, absolute Vorsicht walten zu lassen vor jeder Tätowierung, denn obwohl Reaktionen auf Farben zum Glück sehr, sehr selten vorkommen, ist das Behandlungsergebnis nicht immer so erfolgreich. Abgesehen davon haben kaum Tätowierer, nach meiner Information, Ahnung von Akupunkturpunkten und deren Meridianen, die bei der Tätowierung beeinträchtigt oder sogar massiv gestört werden können.

Ich will hier nicht sagen, dass jeder Schmerz ein Störfeld im Hintergrund haben muss, aber erfahrene, ganzheitlich denkende und behandelnde Therapeuten prüfen zuerst auf Störfelder – und dies aus gutem Grund, wie Sie in diesem Kapitel lesen konnten.

Interessante Fallbeispiele gaben uns Einblicke in verschiedene Störfelder und deren Therapien, aber Sie fragen sich sicher, was wohl physiologisch im Körper bei der Neutralisierung eines Störfeldes geschieht, abgesehen von der Auflösung spürbarer Symptome.

Die Veränderungen bei der Auflösung sind mannigfaltig, aber nicht immer alle zutreffend, da auch nicht in jedem Fall die gleichen pathologischen Störungen stattgefunden haben und es drei grundlegende Plattformen (Körper, Seele und Geist) gibt, die von Veränderungen betroffen sein können. So ergeben sich viele Variablen der Störungsgebiete. Der Einfachheit halber spreche ich hier nur die physiologischen, also körperlichen Veränderungen bei der Auflösung an. Alles andere würde den Rahmen dieses Buches sprengen und zusehends ins Psychologische, Ethische abdriften.

Es ist nachgewiesen und durch meine Testungen bestätigt, dass der Energiefluss und der Lymphfluss wieder in Gang gesetzt werden, da die Auflösung von Störfeldern bedeutet, dass Blockaden aufgelöst und das betroffene Gewebe wieder durchgängig gemacht werden. Der pH-Wert landet durch den vorhandenen Stau im und um das Störfeld im sauren Bereich und wird durch die Auflösung wieder in den neutralen oder leicht basischen Bereich zurückgeführt. Zellmembrane werden wieder durchlässig und der Stoffwechsel des betroffenen Gewebes wird wieder angeregt. Somit können Gifte und Abfallprodukte wieder abtransportiert werden. Blockaden und Übersäuerungen produzieren auch immer Verspannungen, lokal wie an anderen Stellen, an denen sich Symptome zeigen. Diese Verspannungen lösen sich nach einer Behandlung in der Regel auch schnell wieder.

Jegliche Lösung von Störfeldern sollte zusätzlich einen harmonisierenden, befriedenden Ausgleich auf der Ebene der Seele und des Geistes schaffen, was regelmäßig durch Nachfragen bei erfolgreich behandelten Patienten bestätigt wird.

Sie sehen also, liebe Leser, dass die Behandlung von Störfeldern und -herden in ihrer vollen Bedeutung ein großes Potenzial zur Genesung in sich birgt, das bis heute in der Medizin noch lange nicht ausgeschöpft ist.

ZUSAMMENFASSUNG

Störfelder oder -herde haben, wie geschildert, eine große Bedeutung im Heilungsprozess. Die Abklärung durch ganzheitlich im medizinischen Bereich tätige Spezialisten, egal welcher Ausbildungsart oder -herkunft, kann viele Zusammenhänge von Störfeldern und -herden und Beschwerden bzw. Krankheiten mit größerem Erfolg erklären und erkennen. Wie oben vielfach in meinen Patientenbeispielen geschildert, können dann möglicherweise durch konservatives Vorgehen Beschwerden gelindert oder gänzlich beseitigt werden. Meine Empfehlung ist deshalb, eine grundsätzliche Untersuchung durch Suche und Therapie von Störfeldern und -herden durchzuführen, bevor teure, aufwendige und traumatisierende Methoden Anwendung finden. In der Akupunktur wird dieser Ansatz schon seit Jahrzehnten vertreten und mit großem Erfolg auch in der Zahnmedizin praktiziert. Er sollte aber von der Schulmedizin mit mehr Achtung akzeptiert und in ihre Therapiepläne übernommen werden, ja sogar in den Universitäten gelehrt werden.

AURA-CHIRURGIE – MODERNES HEILEN

KAPITEL 05

Wir leben in einer Zeit der Auflösung: Vieles, was nicht (mehr) zu uns passt, wird sichtbar, verändert sich, wird zerstört, löst sich auf oder endet. Wassermann als Sternzeichen und Saturn als Gestirn, die uns länger begleiten, prägen das jetzige Zeitalter. Sie beeinflussen uns direkt, helfen uns dabei, ja fordern uns fast zum Handeln auf, endlich Veränderungen anzugehen, die schon lange anstehen, auch wenn es oft unbequem ist und uns aus unserer Komfortzone des Lebens und Seins zwingt.

Im Volksmund heißt es: »Wer nicht hören will, muss fühlen.« Wir leben in einer Zeit, in der wir sehr viel »zu spüren« bekommen. Wenn wir nur hinschauen, so reicht dies oft nicht aus, um die ganze Wahrheit zu erkennen. Dies wird uns oft schlagartig klar, sobald ein Therapeut oder ein Außenstehender ins Spiel kommt, der »hinter die Fassade« blickt, um aufzudecken, was nicht in unseren Lebensplan passt oder uns eher mehr belastet als Gewinn, Freude, Harmonie und Energie bringt. Wie kaum eine andere Therapie schenkt uns die Aurachirurgie Zugriff zu dieser ganzen Wahrheit. Sie ist ein hervorragendes Instrument zur Diagnose und Therapie, da sie alte Traumata an die Oberfläche bringt und zugleich löst. Was Aurachirurgie bedeutet, wie sie als Diagnose und Therapie eingesetzt wird, ist in wenigen

Worten kaum zu erklären, soll aber im Laufe dieses Kapitels erläutert werden. Um Appetit auf Aurachirurgie zu bekommen, will ich an dieser Stelle Gerhard Klügl, den Vater der Aurachirurgie, zitieren: »Aurachirurgie, auch als virtuelle Chirurgie bezeichnet, ist eine Chirurgie im feinstofflichen Körper, das heißt im Energiefeld des Körpers.« (Klügl, 2022) Klügl hat jahrzehntelange, internationale Erfahrung und ist Meister auf diesem Gebiet. Obendrein ist er ein ausgezeichneter, einfühlsamer Lehrmeister seines Fachs.

Bevor ich zu einem aufschlussreichen Praxisbeispiel einer aurachirurgischen Behandlung komme, mit dem ich gleichzeitig aufzeige, wie sich die Aurachirurgie auch in der Zahnmedizin schnell, non-invasiv und erfolgreich anwenden lässt, möchte ich kurz erzählen, was mich überhaupt erst zur Aurachirurgie geführt hat.

Meine damalige Praxiskollegin unserer Gemeinschaftspraxis, Dr. Schlarb, hatte schon vor circa fünfzehn Jahren Seminare bei Gerhard Klügl belegt. Ich hatte sie belächelt, denn sie wollte mit der zahnmedizinischen Chirurgie möglichst wenig zu tun haben, aber doch in der Aura chirurgisch ansetzen. Ich hingegen habe in meinem zahnärztlichen Leben viel operiert, war aber dennoch wie meine Kollegin sehr ehrgeizig, Zähne zum Wohle und natürlich mit dem Einverständnis des Patienten zu erhalten. Ich versuchte immer, achtsam und ehrfürchtig vor der Schöpfung zu sein, auch als Chirurg. Ab einem gewissen Lebensalter, ich weiß nicht mehr genau wann, ich schätze, so ab fünfzig, wurde ich zunehmend sensibler und konservativer und hoffte insgeheim auf eine zukünftige Behandlungsmethode, mit der ich Traumata oder Krankheiten auflösen oder zur Heilung bringen konnte, ohne Menschen durch ein neues Trauma eines chirurgischen Eingriffs schicken zu müssen. Ich musste erst wachsen, mich selbst entwickeln und noch mehr von der Schulmedizin lösen, um meine Skepsis abzulegen und der Aurachirurgie eine echte Chance zu geben, in meinen Alltag integriert zu werden.

Wie so oft war es meine geliebte Frau, die mich liebevoll, aber beharrlich überredete, die Ausbildung in Aurachirurgie zu machen, und wenn es nur dazu dienen würde, meine eigenen Blockaden und Störungen zu heilen. Sie sagte stets: »Du wirst sehen, das wird die Zukunft der Medizin sein, den Patienten nur noch energetisch zur Heilung zu bewegen.« Also meldete ich mich nach einigen Recherchen für ein Seminar für Aurachirurgie von Maestro Gerhard Klügl an.

Ich hatte dabei noch nicht gewusst, wie viele »Altlasten« ich in mir selbst mitschleppte und wie sehr sie mich doch daran hinderten, mich zu entfalten, um endlich der sein zu dürfen, der wahrlich in mir steckt. Umso mehr war ich nach jeder Auflösung erleichtert, aber noch mehr fasziniert über die Einfachheit und die Geschwindigkeit, mit der Traumata gelöst werden konnten. Ich war total begeistert und erkannte selbst voller Überzeugung Aurachirurgie als die Heilmethode der Zukunft an. Je tiefer wir im Seminar in die Materie eintauchten, desto begieriger, überzeugter, aber auch ehrfürchtiger wurde ich vor dem energetischen Sein, dem Kosmos, den wir in uns tragen, und der göttlichen Schöpfung.

Ich wandte mich ab vom körperlichen Schneiden im engsten Bereich des Mundes, dem Blut und dem Speichel, die mir ständig die Sicht von vitalem Gewebe nahmen, und hin zur offenen, übersichtlichen, freien Arbeit an abgebildeten Organen im Anatomie-Atlas oder an Organmodellen, die der Patient in Händen hält, um die Verbindung zu seiner Aura herzustellen. Dies ist eine Methode, die selbstverständlich viel medizinisches, anatomisches und physiologisches Wissen voraussetzt, aber nicht minder eine unglaubliche Feinfühligkeit und Intuition benötigt, um abseits der Gegenständlichkeit eines Röntgenbildes zu diagnostizieren oder zu handeln. Ich möchte hier auf keinen Fall die Methoden der Schul(zahn)medizin in den Schatten stellen, denn sie haben nach wie vor ihren Platz und ihre Bedeutung, denn wir können auch in der Aurachirurgie statt eines Anatomie-Atlas, Organmodells oder eines Surrogats ein Röntgenbild verwenden, um, wenn es in der Aura gehalten wird, die Verbindung zum Patienten und dessen Pathologie, dessen Unheil, dessen Leiden herzustellen.

Nun zurück zum Beispiel aus der Praxis, einer aurachirurgischen Behandlung aus dem ersten Seminar bei Gerhard Klügl als ersten Teil der Ausbildung, der eigentlich gänzlich der Auflösung von karmischen Mustern• gewidmet war, aber auch Störungen und Symptomen, die gerade erst an der Oberfläche erschienen waren und förmlich danach schrien, behandelt zu werden.

Am dritten Tag des Seminars erfuhr eine Kollegin, Alter Anfang/Mitte dreißig, dass ich Zahnarzt bin und ganzheitlich arbeite, und sprach mit mir über ihre Probleme. Seit Jahren hatte sie Schmerzen im Kiefergelenk links, die sie schließlich zwangen, nach der mehrfachen Empfehlung eines Kieferchirurgen eine Kiefergelenksoperation durchführen zu lassen. Leider führte die OP nicht zum gewünschten Erfolg. Ganz im Gegenteil! Gerhard Klügl erkannte sofort die Dringlichkeit zu handeln, um dem Leid ein Ende zu setzen. Nachdem sie befragt wurde, was denn bei der Kiefergelenksoperation gemacht worden war, erklärte die Kollegin mit Tränen in den Augen, man hätte ihr links den Gelenkkopf verkleinert und Ablagerungen im Gelenk entfernt. Eine Verschlechterung der Gesamtsituation war die Folge. Die OP hatte dazu geführt, dass diese junge Dame unter verstärkten Schmerzen litt, sie die Zähne, in der Front gemessen, vor lauter Spannung nur mehr maximal fünf Millimeter öffnen konnte, und sogar jede Umarmung, jeden Kuss, jegliche Nahrungsaufnahme als peinvolles Geschehen erleben musste. Seit achtzehn Monaten war sie in diesem Zustand gewesen, erlebte

• *Das Konzept der* **karmischen Muster** *»stammt aus dem Sanskrit und bezeichnet ein spirituelles Konzept von Ursache und Wirkung, nach dem jede Handlung unweigerlich eine Folge hat«. (Klügl, 2012, S. 246)*

deswegen die Trennung von ihrem Partner, war nicht mehr gesellschaftsfähig und tat nur das Notwendigste, um zu überleben. Jeglicher Spaß, jedwede Freude war ihr versagt und genommen; dass Suizid für sie nicht zur Wahl stand, war ein Wunder bei dieser Qual, so schien es mir. Den Mund bis an die Fünf-Millimeter-Grenze zu öffnen, war stets ein schmerzhafter Weg, und ihre Leibspeise, die geliebte Pizza, blieb ein unerfüllbarer Wunsch.

Gerhard Klügl bat mich in der folgenden Mittagspause um Zusammenarbeit. Ehrfürchtig und nervös, ob ich denn dieser Angelegenheit gewachsen sein würde, erkannte ich aber die Notwendigkeit, denn schließlich bewegten mich die Tränen der Kollegin zutiefst. So traten alle Zweifel in den Hintergrund und Hilfe in voller Konzentration war angesagt. Um mir ein Bild über die genaue Pathologie zu machen, testete ich in der nachfolgenden Kaffeepause die Befundkriterien aus, die als Grundlagen für unsere aurachirurgische Behandlung dienen sollten. Die Kollegin hatte einen Bisshöhenverlust links von circa drei Millimetern, was zu einer extremen Verspannung der Sehnen und Muskeln des gesamten Kausystems links geführt hatte. Sogar die Zähne waren schmerzhaft und litten unter der Spannung. Damit einhergehend, wie in meiner Praxis ausgiebig bekannt, war eine Fehlstellung der Wirbelsäule erkennbar. Besonders betroffen waren: der Atlas (oberster Halswirbel), mehrere Halswirbel, der T5 – der fünfte Brustwirbel, der nicht nur die Energieachse der

Brust bezeichnet, sondern auch die Lunge und das Herz stark beeinflusst –, das Becken, einige Lendenwirbel und das Sakrum (Kreuzbein, das die Wirbelsäule mit dem Becken verbindet). Aus dem anhängigen Befund waren die Schwächen von Herz und Lunge gänzlich erklärbar. Die Beeinträchtigungen dieser Organe und die Beschwerden an der Wirbelsäule galten für unsere Patientin nur als kleine »Nebenkriegsschauplätze«, doch waren die Schmerzen und Begleiterscheinungen des erkrankten stomatognathen Systems● der ständige begleitende »Vulkan« des Geschehens. Die arme Kollegin war darin wie gefangen und hatte seit achtzehn Monaten keinen Ausweg gesehen. Nur die Hoffnung, dass Gerhard Klügl in einem seiner Seminare irgendwie helfen konnte, gab ihr Kraft. Ein Zustand, den man nicht einmal seinem schlimmsten Feind wünschen möchte. Bei diesem Befund hätte normalerweise kein Mensch mehr richtig gehen, stehen oder sitzen können, aber sie tat es. Welch ein Wunder der Kompensation!

Da die Behandlung gänzlich den Rahmen des Seminars gesprengt hätte, reservierten wir uns die Zeit in der Mittagspause. Bis zu diesem Zeitpunkt hatte ich noch die Möglichkeit, mir einen Plan für die Behandlung zu überlegen und Herrn Klügl vorzuschlagen. Nachdem ich den Behandlungsplan dargelegt hatte, waren wir uns direkt einig und bereit zu beginnen. Mithilfe des Anatomie-Atlas in den Händen der Kollegin entspannten wir als Erstes mit der

● *Das stomatognathe System* ist das gesamte Kausystem, das Hart- wie Weichgewebe einschließt.

432-Hertz-Heilstimmgabel den Masseter● inklusive der zugehörigen Sehnen an den Ansatzpunkten, da dieser als Hauptschließmuskel des Mundes gilt. Der Anatomie-Atlas stellte dabei die energetische Verbindung zum Energiefeld (Aura) der Kollegin her, und so konnte am Abbild des entsprechenden Organs, Muskels, der Sehne oder des Knochens gearbeitet werden. Das heißt, die Stimmgabel wurde angestimmt und an der gewünschten Position der Abbildung angesetzt, um die Heilfrequenz energetisch vom Atlas über die Aura auf das Organ im Körper der Kollegin zu übertragen. Auf ähnliche Weise dehnte und verlängerte Herr Klügl über die Abbildung im Anatomie-Atlas die Muskelstränge und die Sehnen der linken Seite des entsprechenden Muskels, indem er die Muskelstränge auf der Abbildung auseinanderzog. Auch der im Jahr 2021 von Prof. Dr. Türp und Dr. Mezey von der Universität Basel gefundene neue Muskelteil, Musculus masseter pars coronoidea, dem unter anderem die Funktion der Stabilisierung des Kiefergelenks zugeschrieben wird, ließ sich gut rehabilitieren. Betrachtet man den Faserverlauf des Pars coronoidea, so liegt die Vermutung nahe, dass genau dieser Muskel auch bei unserer Patientin eine wichtige Rolle dabei gespielt hat, die schmerzlose Ruhelage und die uneingeschränkten Bewegungsabläufe des gesamten Kausystems wiederzufinden. Weitere Muskeln, wie der laterale Pterygoideus, der mediale Pterygoideus, der Temporalis, der Sternocleidomastoideus (alle auf der linken Körperseite) und

● *Masseter*: Einer der Hauptkaumuskeln, der für das Heben des Unterkiefers verantwortlich ist.

der Trapezius, wurden auf gleiche Weise stimuliert. Alle Muskeln, die das Kausystem links bedienen, wurden so systematisch rehabilitiert. Ich möchte an dieser Stelle noch mal betonen, dass in dieser Therapiemethode rein energetisch und mittels der geistigen Vorstellung des Therapeuten gearbeitet wird. Für viele Menschen erscheint diese Art Behandlung wie ein Zauber, aber vielzählige Beispiele geben der Therapie recht, denn sie funktioniert, und das ist das Entscheidende, insbesondere, wenn nichts anderes mehr zu helfen scheint.

Es dauerte keine zehn Minuten, und der Schmerz war auf ein erträgliches Maß reduziert und der Mund ließ sich bereits auf mehr als zehn Millimeter öffnen. Die Gelenksschmerzen waren noch vordringlich, und ein Aufbau der knöchernen Anteile, vor allem des Gelenkkopfes, waren gefordert. Herr Klügl applizierte und adaptierte also virtuell Knochen auf dem Kiefergelenkskopf links. Wiederum rein energetisch, verbunden mit der geistigen Vorstellung, trug Herr Klügl Knochen auf den im Atlas abgebildeten Kiefergelenkskopf auf und verschmelzte diesen mit dem Kopf zu einer glatten Kugel. Nun galt es noch, den Gelenksdiskus, also den Gelenksknorpel, der als Puffer zwischen den Knochenteilen des Gelenkes fungiert, zu rekonstruieren. Ich erklärte unserem Meister die dreidimensionale Gestaltung des Diskus und wo genau er platziert werden sollte. Auf die gleiche Weise, wie er mit dem Knochen verfahren war, konstruierte und platzierte er den neuen Diskus ins schadhafte Kiefergelenk.

Als Herr Klügl mit der Gelenksrekonstruktion fertig war, überkam uns ein Staunen, das Mittelgesicht unserer Patientin entspannte sich mehr und mehr und der Unterkiefer begann sich immer weiter von selbst zu bewegen, als lote er die neuen Grenzen seines Bewegungsumfangs aus. Wir wussten, dass die Blockade gelöst war. Unsere Patientin war zu Tränen gerührt. Aus dem Befund übriggeblieben war allerdings noch die Wirbelsäule, die noch nicht behandelt worden war. Herr Klügl testete ganz intuitiv kinesiologisch nach dem Trauma »Missglückte Flucht«, einem der karmischen Muster, und siehe da, es bestand auch hier Handlungsbedarf. Also drückte er auf die zehn Triggerpunkte der Wirbelsäule, beginnend am obersten zervikalen Wirbel der HWS (Halswirbelsäule) die Punkte nach unten ab, ähnlich wie bei einer Akupressur, aber viel schneller, und konnte so das gespeicherte Trauma lösen.

Ein Wunder war geschehen. Ein Strahlen und Lachen kam über das ganze Gesicht, das achtzehn Monate auf seine Entlockung hatte warten müssen. Innerhalb von fünfzehn bis zwanzig Minuten war unsere Patientin schmerzfrei, die Mundöffnung gewann zunehmend an Weite; es mussten nun nur noch die Muskulatur, die Sehnen- und Knochenanteile eine neue Grenze der Bewegung finden und diese ins Muskelgedächtnis speichern. Meine Kollegin war fassungslos, hatte sie doch nie gedacht, dass wir so schnell helfen und sie aus ihrem »Verlies« befreien konnten. Wir ermahnten die Patientin, in den nächsten Tagen und Wochen Vorsicht walten zu lassen und erst mal weichere Kost zu sich zu nehmen und nicht zu große Stücke in den Mund zu stecken. Sie sollte dem Kausystem in Ruhe die Möglichkeit geben, sich auf die neue Situation einzustellen. Die vielgeliebte Pizza musste also noch etwas warten, war aber in nahe Aussicht gerückt. Welch ein Glück!

Schon während der Aurachirurgie-Ausbildung, die ob der Komplexität ein Jahr andauerte, hat Herr Klügl uns dazu angeraten, Patienten mit dem neu erlernten Wissen zu behandeln. Da mich in meiner Praxis viele Patienten aufsuchen, die ganzheitlich behandelt werden möchten, war der Weg, die Aurachirurgie in meinen Praxisalltag aufzunehmen, recht leicht, es bedurfte nur zeitlicher Organisation. Abends fand sich schnell Zeit für Behandlungen dieser Art. Meine Patienten waren anfänglich nicht verwundert, sondern vielmehr begeistert über die Erweiterung meines Therapiespektrums.

Unter den ersten Patienten für die neue Behandlung sah ich eine Frau, Alter siebenundvierzig. Ihr Anliegen war es, ihre wiederkehrenden Beschwerden des Rückens, Schwäche in den Beinen, Ganzkörpermalaise, Kopfschmerzen, Ängste und Unwohlsein nach dem Essen behandeln zu lassen in der Hoffnung, dass endlich nach jahrelanger Belastung eine Erleichterung eintreten könnte. Ursprünglich hatte die Patientin der Zahn 45, ein Prämolar im Unterkiefer rechts, zu mir geführt. Vor einigen Jahren hat ein Kollege schmerzbedingt eine Wurzelbehandlung an diesem Zahn durchgeführt. Es stellte sich zwar eine Besserung ein, aber der Zahn 45 blieb nie dauerhaft ruhig, er beeinflusste sogar immer wieder die gesamte Restbezahnung des rechten Unterkiefers.

Für mich stellte sich die Frage: Warum war der Zahn überhaupt erkrankt, und warum war er durch rein schulzahnmedizinische Behandlung nicht heil zu bekommen?

Ich musste also auf alternative Weise vorgehen, um der Sache auf den Grund gehen zu können. Die Patientin unterzog sich auf meine Empfehlung hin einem Ganzkörpertest, beginnend wie üblich im Mund. Aus dem Ergebnis war Folgendes ersichtlich: Störfelder in Implantat Regio 15, Zahn 38 und 45, Schilddrüse, Herz, Lunge, Leber, Gallenblase, Blase sowie jeweils beide Nieren und Nebennieren waren gestört, geschwächt oder gestaut. Bevor eine Störfeld-Heilinjektion möglich war, mussten zuerst Nieren und Nebennieren sowie Leber und Gallenblase gestärkt werden, um den Körper langsam, aber stetig zur Heilung zu bringen. Nach mehreren Wochen konnte ich die Heilinjektionen an Regio 15 und 38 durchführen, woraufhin alle Störungen beseitigt waren, jedoch mit Ausnahme des Zahnes 45. Weitere Testungen ergaben eine Reaktion auf das Wurzelfüllmaterial. Glücklicherweise war eine Revision der Wurzelbehandlung möglich (Entfernung des Wurzelfüllmaterials, Erweiterung, Säuberung und Desinfektion des Wurzelkanals und anschließende Neufüllung mit verträglichen Materialien).

Leider erfüllte die Revision nicht meine Erwartungen. Die Beschwerden waren zwar erneut besser geworden und vor allem lokal auf den Zahn beschränkt, aber der Erfolg war nicht optimal. Was mich beruhigte, war, dass ich ja noch eine weitere Therapiemöglichkeit in der Schublade hatte: die Aurachirurgie. Laut Testung könnte sie durchaus noch zum gewünschten Erfolg führen. Wie im letzten Kapitel über Störfelder beschrieben, haben insbesondere die Unterkiefer-Prämolaren einen Bezug zur weiblichen Brust. Da das Problem sich auch noch rechts manifestierte, musste auch ein Bezug zur männlichen Seite bestehen. Die medizinische Anamnese der Patientin war bemerkenswert, denn sie hatte niedrigen Blutdruck, regelmäßige Kopfschmerzen, wiederkehrende Blasenentzündungen, Verdauungsschwierigkeiten und im Alter von achtzehn Jahren eine beidseitige Brustverkleinerung durchführen lassen. Mit diesen Gedanken im Hinterkopf begann ich aurachirurgisch zu testen. Als Erstes stand der Punkt »Schuld« auf dem Weg zur Auflösung.

Dazu schreiben Gerhard Klügl und Tom Fritze in ihrem Buch »Aurachirurgie« (Klügl & Fritze, 2022, S. 104): »Das zentrale Prinzip der Schuld ist die Hauptursache für Krankheiten. Schuldgefühle werden über Emotionen wie die Angst vor Ablehnung und Strafe verankert, und die sind im Hypothalamus wie mit einem Stempel eingeprägt.« Und sie bezeichnen »Schuld und Gelübde als größte Geißel der Gesundheit«.

Schuld und Gelübde stehen in enger Verbindung kirchlich wie weltlich zueinander, da Menschen aus der Schuld heraus zu Gelübden gezwungen wurden. Ähnliche Belastungen oder Blockaden, jedoch von übergeordneter Natur, stellen zum Beispiel Selbstzerstörungs- und Selbstsabotage-Programme dar. Sie entstehen aus karmischen Mustern von Erfahrungen aus früheren Leben, sind in der Seele gespeichert und sollten daher als Erstes aufgelöst werden, denn sie verhindern weitere Heilungserfolge.

Durch die Traumaforschung ist bekannt, dass das limbische System (der Teil des Gehirns, dem Funktionen wie Antrieb, Lernen, Gedächtnis, Emotionen, Verdauung und Fortpflanzung zugeteilt werden) unseres menschlichen Gehirns unter anderem zuständig ist für die Verarbeitung von Emotionen. Beispielsweise wird die Entstehung der Angst der Amygdala, einem entscheidenden Teil des limbischen Systems und des vegetativen Nervensystems, zugeordnet. Da nun das Gehirn, im Besonderen das limbische System, eine direkte übergeordnete Verbindung zur Aura hat und die Schuld als Ursprung im limbischen System zu finden ist, liegt nahe, dass am besten auch hier die Auflösung für Schuld stattfinden soll. Laut Klügl ist neben alten Verpflichtungen wie Eiden und Gelübden die Schuld ein übergeordnetes karmisches Muster, das die Hauptursache für Krankheiten darstellt. Karmische Muster zeigen sich also in der Aura als Blockaden oder Störungen und können hier am nachhaltigsten gelöst werden, ohne den Patienten noch mal durch ein Trauma schicken zu müssen. Auch bei meiner Patientin sollten also laut meiner Testung Schuld, Eide und Firmung sowie ein Selbstsabotage-Programm aufgelöst werden.

Drei Wochen später war die Patientin bereit für weitere Behandlungen, doch diesmal an speziellen Organen, die gerade Beschwerden zeigten, weshalb mir die Patientin die Freigabe zur Heilung erteilte. An diesem Punkt ist es von großer Bedeutung, zu erkennen, was der Patient dem Therapeuten sagt und erlaubt, zu diesem Zeitpunkt lösen zu dürfen. Ich hatte mir in der vorhergehenden Sitzung ein Schema darüber angefertigt, was ich in der Folgesitzung bearbeiten wollte. In der zweiten Sitzung standen jedoch ganz andere Traumata im Vordergrund und bereit zur Auflösung. Ich lernte daraus, dass ich mich bei der Aurachirurgie von meinen Vorstellungen gänzlich freimachen und mich völlig dem Menschen vor mir hingeben, seinem Ausdruck, seiner Freigabe von Mustern und meiner Intuition folgen muss. Kontra der vor Behandlungsbeginn stattfindenden, gewohnten zahnmedizinisch akribisch geplanten Therapie kann in der Aurachirurgie nichts erzwungen werden, sondern sie soll der absolut gegenwärtigen Aufmerksamkeit jeder einzelnen Sitzung folgen. Das heißt, nichts ist wirklich vorher planbar. Als Erstes offenbarten die Aura und der Körper der Patientin eine Angst vor Erstickung. Meine Intuition sagte mir, dass das zu bearbeitende Muster, das dahinter steckte, »Tod durch Ertränken« sei. Wie im Seminar bei G. Klügl gelernt und kinesiologisch bestätigt, konnte ich das Thema auflösen. Plötzlich spürte ich, wie eine Blockade gelöst war und dadurch weitere Muster freigegeben wurden. Ein Schlauch in Mund und Trachea (Luftröhre) früherer medizinischer Versuche aus Vorleben, ein weiteres karmisches Muster, schien ihre Atmung zu behindern und führte regelmäßig zum Würgereiz bei Zahnarztbesuchen. Schnell war der Schlauch entfernt, und sofort fühlte sich die Patientin befreit in ihren Atemwegen.

Ein Trauma und Muster nach dem anderen öffnete sich und wurde zur Therapie freigegeben, und so konnten wir drei Nadeln aus den Halswirbeln C1/C2, einen Pfeil aus C3/C4, einen Giftpfeil zwischen Sternum und Nabel, vier Nadeln je Arm, einen Tubus (rohrähnliches Bauteil, weich oder hart) aus der Scheide sowie einen Harnblasenkatheter entfernen. Wie bereits oben erwähnt, werden diese störenden Elemente, ähnlich wie aus dem Körper auf mechanische, aus der Aura jedoch auf rein geistig energetische Weise entfernt. Die entsprechenden Regionen wurden in der Aura mittels eines Q-tips, getränkt mit Teebaum- oder Oregano-Öl, gereinigt und desinfiziert. Erleichtert, mit Wohlgefühl, Freude, Zuversicht und Neugier auf die nächste Sitzung, verließ die Patientin meine Praxis. Beide, Patientin und Behandelnder, hatten das gute Gefühl, den ersten Schritt gegangen zu sein, um lang verborgene Spannungen und Beschwerden zurHeilung zu bringen. Der zweite Termin befasste sich mit weiteren karmischen Mustern, wie »Erhängen mit dem Kopf nach unten«. Es erfolgte die Entfernung von zwei Kathetern aus dem Herzen und den Brachialisgefäßen, die eingeführt worden waren von der linken Brustseite, Entfernung von zwei Kathetern aus der linken und rechten Leiste, Befreiung von einem Korsett um Zwerchfell und Bauchregion und schließlich Entgiftung und Stärkung von Leber und Gallenblase per virtueller, intravenöser Injektion.

In den folgenden Sitzungen standen vorwiegend psychische Muster im Vordergrund. Allerdings überkam die Patientin ganz plötzlich immer wieder im Alltag eine Angst, gefolgt von einer Kreislaufschwäche, wie sie als Beginn einer Ohnmacht verspürt wird. Dem ging ich und konnte einen Zusammenhang mit starkem plötzlichen Blutverlust in der Vergangenheit und einem pränatalen Trauma in utero in früheren Leben feststellen. Formeln oder Affirmationen wie »Ich sage Ja zu meiner Vergangenheit und segne sie«, verbunden mit der des »Goldenen Schnittes« zeigten im Unterbewusstsein und auf der Seelenebene ihre neutralisierende Wirkung und ich konnte auch in diesem Fall nach acht Wochen das Thema als selbst geheilt testen. In dieser Sitzung sollte der Nervus vagus als Hauptträger des vegetativen Nervensystems (Nerven, welche die Organe sensibel, motorisch oder vegetativ versorgen), der alle wichtigen inneren Organe innerviert und bei der Blutregulation eine erhebliche Rolle spielt, von Kopf bis Steiß mit der Heilfrequenz von 432 Hertz harmonisiert und energetisiert werden. Beschwerden im Kopf und Bauchraum wurden von der Patientin als vordergründig beschrieben. Die Entstörung von Nabel und Kaiserschnittnarbe durch 432 Hertz war gefordert. Die Patientin wies mich schließlich noch auf taube Finger hin, besonders betroffen schienen beide Ringfinger. Radloff (Lehrinstitut Radloff, Fachartikel APM Radloff: Gösgerstraße 15, CH-5012 Schönenwerd) erwähnt in diesem Fachartikel eine Verbindung des Ringfingers über den Dreifachen Erwärmer zum Verdauungssystem und dem Blutzirkulationssystem. Am Nagelwinkel des Ringfingers beginnt der Dreifache Erwärmer. Hier schließt sich wieder der Kreis, denn als karmisches Muster zeigte sich bei meiner Patientin energetisch an jedem Finger noch ein Ehe- und/oder Verlobungsring und die daraus resultierende Blockade des Dreifachen Erwärmers•, und das deckte sich gänzlich mit der Symptomatik der Patientin. Im Altertum glaubten die Ägypter und Römer, dass eine »Ader« den linken Ringfinger direkt mit dem Herzen und dadurch mit der Liebe verband. Aus diesem Grund wurden zu dieser Zeit an der linken Hand die Eheringe getragen, wobei zu berücksichtigen ist, dass eine Verlobung in früheren Zeiten ein festes Eheversprechen bedeutete und dadurch schon, zumindest energetisch, eine tiefe Bindung und etwas Ähnliches wie ein Gelübde entstand. Daher war eine starke Bindung und Blockade von beiden Ringfingern ausgehend durchaus denkbar – und in diesem Fall auch zutreffend. Eine Befragung bezüglich Ehe und Partnerschaften ergab eine sehr verhaltene Reaktion; nach einer Scheidung hatte die

• *Der* **Dreifache Erwärmer** *ist ein Meridian, der am Ringfinger beginnt, über Arm, Schulter, seitlichen Kopf und in die Tiefe des Körpers führt. Er beeinflusst Vorgänge im Kopf-, Brust- und Bauchraum.*

Patientin anscheinend keine weitere ernstzunehmende Beziehung gehabt, und die Bereitschaft dazu war im Grunde auch nicht vorhanden. Die Symptomatik der Patientin deckte sich mit dem Zusammenhang der noch energetisch vorhandenen Eheringe, die als Verbindung zu früheren Partnerschaften zu sehen waren. Die Verpflichtung aus einem früheren Leben, einem Mann die ewige Treue zu halten, schien ernsthafte Beziehungen in *diesem* Leben zu blockieren. Eine wirklich freie Entscheidung und Liebe war einfach nicht möglich gewesen, und sah der Beginn einer Partnerschaft noch so vielversprechend aus. Die Eheringe wurden daher von mir virtuell entfernt, und direkt trat Entspannung an beiden Händen und Fingern ein. Zur Behandlung der Kopfschmerzen sollten die Schädelsuturen● im oberen, vorderen und hinteren Bereich mit dem Laser, nach wie vor in der Aura wohlgemerkt, therapiert und gedehnt werden. So konnte jedem einzelnen Knochen des Schädels wieder seine eigenste Schwingung und Pulsierung, wie aus der Osteopathie bekannt, zurückgegeben werden. Die Beschwerden ließen systematisch nach, und eine deutlich spürbare Erleichterung war die Folge.

Nicht genug der Behandlungen, wurde die Patientin mit schweren Beinen und dem Gefühl, sie könne ihr Herz nicht öffnen, noch einmal nach einigen Wochen vorstellig. Nach Abtasten der Aura kamen Stahlfesseln um beide Beine sowie ein virtuelles Stahlkorsett um ihr Herz als auch die

● *Schädelsuturen: Verwachsungsnähte oder »Gelenkspalten der Schädelknochen«.* (Schreckenbach, 2001, S. 32)

Belastung durch schwarze Magie zum Vorschein. Die Stahlfesseln und das Stahlkorsett waren schnell entfernt, was die Patientin im selben Augenblick zu einem guten, ausgeglichenen Gefühl zurückführte. Die Weiblichkeit der Patientin war noch ein psychisches Anliegen gewesen. Hier ging es aber um was anderes. Durch die Auflösung der schwarzen Magie war es möglich, ihr erstmals wieder einen Zugang zu ihrer wahren Persönlichkeit und zur Akzeptanz ihrer weiblichen Anatomie zu verschaffen. Ein neues Körperbewusstsein stellte sich ein, so konnte die Patientin ihren Körper besser spüren und annehmen.

Durch Verinnerlichung zweier Affirmationen bzw. Formeln konnte sich die Weiblichkeit der Patientin noch einmal deutlich verbessern.

1. »Ich gewinne meine Freiheit, meine Unabhängigkeit, meine innere Stärke und mein volles inneres Selbstvertrauen zurück.«

2. »Ich öffne mein Wurzelchakra und meine Weiblichkeit und vergebe mir und meinem Gegenüber.«

Betrachtete ich ihren Zustand und ihr Erscheinungsbild vor Beginn der aurachirurgischen Behandlung und bei der letzten Sitzung, so konnte ich als Außenstehender eine deutliche Veränderung erkennen. Ein fast neuer Mensch zeigte sich da: lebensbejahend, mutig für neue Aufgaben bereit, viel entspannter in Stresssituationen und schließlich gefühlvoller, herzlicher anderen Menschen gegenüber.

Ein weiterer interessanter, umfassender und anspruchsvoller Fall soll hier nicht unerwähnt bleiben. Ein sechzigjähriger männlicher Patient stellte sich 2020 bei mir in der Praxis unter anderem mit Zahnbeschwerden vor. Die medizinische Anamnese ergab keinen Befund, außer einem Schädeltrauma nach einem Unfall 1994. Alle Zähne schienen klinisch unauffällig. Es erfolgte eine Ganzkörpertestung auf Wunsch des Patienten. Ergebnis: Ein Störfeld in Regio 48, also des Weisheitszahnes Unterkiefer rechts, hatte zu weiteren Störungen, Schwächen und/oder Stauungen von Tonsillen (Mandeln) beidseits, Herz, Lunge, Blase, Prostata, Nieren und den Nebennieren geführt. Die Auflösung des Hauptstörfeldes 48 mit Procain 2 % konnte laut Testung sofort erfolgen. Dies bestätigte den Zusammenhang der genannten Organe mit dem Hauptstörfeld, da nach der Injektion in die Regio 48 alle Störungen beseitigt waren. Folgende Anliegen des Patienten sollten noch aurachirurgisch geprüft und wenn möglich behandelt werden: Belegte Stimme (das war ihm wichtig, da der Patient begeisterter Hobbysänger war), Tinnitus, Übersäuerung des Magen-Darm-Traktes trotz Ernährungsumstellung, die zwar eine kleine, aber keine befriedigende Besserung brachte, und seine Beine bzw. Knie heilten angeblich schlecht nach Überbelastung. Schuld, Eide, Gelübde und Schwüre sowie

Selbstsabotage-Programme sollten auch in diesem Fall zuerst behandelt werden, um die Grundblockaden zu lösen und weitere Therapien beständig zu ermöglichen. Nach zwölf Wochen konnten dann karmische Muster wie Guillotine, Tötung durch Speer im Hals – beides im Zusammenhang mit der Stimme – und Vergiftung mittels Vitallium, einer Legierung aus Kobalt, Chrom und Molybdän, die auch in der Zahnmedizin Verwendung findet und in Verbindung mit allgemeiner Schwäche, Leber- und psychischer Belastung steht, gelöst werden. Letztere Therapie erteilte die Freigabe für die Behandlung von psychischen Mustern wie mangelndem Selbstvertrauen, psychischen Belastungen durch Vitallium und Elektrosmog, Geburtstrauma und familiären Missbrauch. Organmuster, die sich aus den psychischen Mustern ergaben, konnten ebenfalls nach und nach gelöst werden, wie zum Beispiel Symptome der Ohren durch Reinigung und Behandlung der knöchernen, faszialen (gesichtsbezogenen) muskulären und nervalen Anteile und aller zwölf Hirnnerven durch Stimulierung und Harmonisierung mit der Heilfrequenz von 432 Hertz. Alle Sitzungen zeigten ihre Erfolge und führten zur Öffnung weiterer psychischer Muster, die von einer großartigen Kollegin ergänzend therapiert werden konnten.

Der folgende brandaktuelle und zahnmedizinisch sehr relevante Fall soll aufzeigen, wie wichtig die Beachtung von psychischen Traumata in der Medizin ist. Leider wird den Aussagen unserer Patienten viel zu wenig zugehört. Doch stellen wir nur die richtigen Fragen, bekommen wir oft zielführende Antworten und erleichtern uns die Diagnose- und Therapiefindung ungemein.

Eine Patientin im Alter von dreiundsechzig Jahren zeigte sich mit einer fistelähnlichen• Veränderung am Zahn 44. Fistelähnlich deshalb, weil nie wirklich Pus (Eiter) ausgetreten ist, sondern eine lymphähnliche Flüssigkeit, die geschmack-, geruch- und farblos sowie dünnflüssig ist. Ein Röntgenbild mit einem Kautschukstift, der zum einen röntgensichtbar und zum anderen flexibel, aber doch stabil genug ist, um dem Fistelgang zu folgen, zeigte keinen Hinweis für eine Veränderung, die eindeutig auf eine Wurzelerkrankung schließen ließ. Es war auch keine Veränderung im knöchernen, die Wurzel umfassenden Bereich erkennbar. Die Patientin war schmerzfrei, war nur irritiert über den Flüssigkeitsaustritt. Meine Testungen ergaben ebenfalls keine Erkrankung, die eine Wurzelbehandlung oder gar einen chirurgischen Eingriff rechtfertigen würden. Eine Überweisung zur Abklärung an einen hiesigen Mund-Gesichts-Kieferchirurgen brachte keinen Befund, aber die Empfehlung der konservierenden Versorgung mittels einer Wurzelbehandlung. Nach wie vor war aber laut meiner Testung eine Wurzelbehandlung nicht indiziert!

Im Oktober 2021 war fast ein Jahr vergangen und an der Fistel hatte sich wenig

• Eine **Fistel** ist eine röhrenförmige Verbindung zweier Hohlräume im menschlichen Körper.

geändert, außer dass der Flüssigkeitsaustritt geringer geworden war. Wir wollten aber einfach abwarten, bevor ein Eingriff stattfand, der nicht mehr rückgängig gemacht werden konnte. Siehe da, Mitte Dezember 2021 kam die Wandlung. Die Fistel war plötzlich verschwunden und das Kiefergelenk rechts machte sich durch ein Reiben bis leichtes Knacken bemerkbar.

Durch weitere Nachforschung fand ich heraus, dass der Zahn 44 und das Kiefergelenk rechts für Geschehnisse in Verbindung mit einer männlichen Freundschaft stehen. Auf die Frage, ob in den letzten zwei Jahren ein Ereignis mit einem männlichen Freund geschehen war, brach die Patientin in Tränen aus und erklärte, dass sich ein sehr, sehr guter Freund, mit dem sie und ihr Mann über vierzig Jahre lang eine enge Beziehung gehabt und viele Urlaube und sportliche Aktivitäten geteilt hatten, jäh in heftigem Streit für immer von ihnen getrennt hatte. Trotz Entschuldigungen war keine Annäherung mehr möglich. Eine neue Beziehung zu einer Frau und Uneinigkeiten betreffend COVID-19 und die Impfungen trieben einen unlösbaren Keil in die Beziehung.

Allein der Hinweis auf die Ursache der Fistel, die sich zeitgleich mit der besagten Trennung gebildet hatte, war laut meiner Testung die halbe Miete des Heilungsprozesses. Die andere Hälfte ließ sich gut durch die Auflösung von »missglückter Flucht« behandeln. Es gilt bei dem Trauma von missglückter Flucht stets zu beachten, dass diese nicht nur körperlich sein muss. Wenn in Zeiten des Friedens und der Freiheit geschehen, ist eher mit geistiger oder seelischer Flucht zu rechnen. Beide Arten können sich ähnlich stark auswirken wie eine körperliche Flucht. Geistige und seelische Flucht birgt oft sogar ein höheres Verspannungspotenzial in sich als eine rein körperliche Flucht, wobei Letztere eher selten ist, sind doch fast immer Ängste damit verbunden, die geistig und seelisch als Erinnerung gespeichert sind und als solche zurückbleiben.

Als letzten Fall in diesem Kapitel möchte ich noch von einer Patientin und einer mir sehr wichtigen Therapie erzählen. Sie haben sich sicher immer wieder gefragt, was wohl die verschiedenen Szenarien der Aurachirurgie mit der Zahnmedizin oder den Zähnen zu tun haben? Dieser Fall wird alles verdeutlichen und klären. Meine zahnmedizinische Assistentin, die mich seit acht Jahren beruflich begleitet und mir auch bei den schwierigsten Fällen treu und vorbildlich assistiert, ohne dass ich viele Anweisungen geben muss, hatte mehrmals pro Jahr mit einer Nieren-Blasen-Entzündung zu tun. Die allgemeine medizinische Anamnese war unauffällig, außer den Entzündungen von Nieren und Blase, die sich sogar manchmal steigerten, bis das System nur noch durch eine antibiotische Therapie zur Heilung kam. Wenn früh genug erkannt, konnten wir in unserer Praxis naturheilkundlich erfolgreich dagegen ankämpfen. Wie bereits mehrfach beschrieben, ist der Zustand von Nieren und Blase und auch von Leber und Gallenblase wichtig für die Zahngesundheit und sollte daher immer im Hinterkopf behalten bleiben, wenn Prophylaxe zum Thema wird. Also immer. Das heißt: Lieber Nieren und Blase sowie Leber und Gallenblase stärken, bevor sich Zahnschwächen in Form von Karies oder Zahnbetterkrankungen einstellen.

2020 war es dann so weit, eine weitere Entzündung trat in Erscheinung, wofür die Ärzte keine Ursache fanden. Das Maß war voll! Wir testeten den ganzen Körper durch und stellten dabei folgende Schwächen, Störungen, Blockaden oder Spannungen fest: Schilddrüse, Nieren, Nebennieren; Piercings zweifach und zwei Retainer (kieferorthopädischer Metalldraht, der vor allem Frontzähne stabilisieren und in Position halten soll), die nach kieferorthopädischer Behandlung zur Stabilisierung der Oberkiefer- und Unterkiefer-Frontzähne gesetzt wurden. Zahnmedizinisch relevante karmische Muster wie Kopfzwinge als Bezug zu Kopfschmerzen und Verspannungen der Muskulatur, auch im Kausystem; Garrotte• und Sklavenjoch als Bezug zu Fehlstellungen und Verspannungen der Halswirbelsäule und damit dem skelettalen und muskulären Anteil des Kausystems; Würgegriff von vorne und damit verbundene Ängste bei Annäherung des Kopfbereichs von vorne. Außerdem ein Selbstsabotage-Programm, das hinderlich für Therapie und Selbstheilung aller Art ist. Missglückte Flucht war ebenfalls ein wiederkehrendes Thema, das immer eine Auswirkung auf die knöchernen, muskulären und faszialen Anteile der Kiefer hat.

• *Eine **Garrotte** ist ein Folter- und Tötungsinstrument.*

Alles konnte mittels der Aurachirurgie gelöst werden, außer der Hauptstörung, die bedingt war durch die Retainer. Nach Entfernung dieser Stahldrähte waren alle restlichen Störungen, Blockaden und Schwächen beseitigt. Wiederkehrende Beschwerden im Lendenwirbelbereich konnten ebenfalls durch Auflösung von missglückter Flucht und/oder aurachirurgischer Behandlung von entsprechenden Triggerpunkten (schmerzhafte Areale, die durch Verkürzungen von Gewebssträngen entstehen) der Wirbelsäule gelöst werden.

»AURACHIRURGIE: MEINE ESSENZIELLE BETRACHTUNG«

Mitte der 90er-Jahre des letzten Jahrhunderts wurde die Leitlinienmedizin auch bei uns in Deutschland eingeführt. Wikipedia definiert medizinische Leitlinien wie folgt: »Medizinische Leitlinien sind systematische Feststellungen, die Ärzte, Zahnärzte, Angehörige anderer Gesundheitsberufe und Patienten bei ihren Entscheidungen über die angemessene Gesundheitsversorgung unter spezifischen klinischen Umständen unterstützen soll. Es ist nicht gedacht, dass sie bindend sind, sondern dem Einzelfall angepasst werden sollen.«

Leider hat sich diese Art Medizin in der Praxis in den letzten Jahrzehnten anders entwickelt, auch rechtlich gesehen. Es scheint, dass sie zu einer Einengung der ärztlichen Entscheidungsspielräume und gleichzeitig zur Verhinderung der Betrachtung von individuellen Reaktionen jedes einzelnen Menschen in Bezug auf Symptomatik und individuelle Behandlungsbedürftigkeit geführt hat.

Obwohl die Aurachirurgie im Gegensatz dazu als Teil der Komplementärmedizin für sich nicht in Anspruch nimmt, für jedermann oder -frau das Mittel der Therapiewahl zu sein, sei hier betont, dass sie nichtsdestotrotz ganz individuell auf jeden Menschen eingeht und durch ihre geringe invasive Methodik hervorsticht. Für den Laien erscheint sie als Behandlung sehr einfach. Dr. Künlen beschreibt jedoch in seinem Buch »Lehrbuch der Aurachirurgie« auf brillante Weise die unsichtbaren Hintergründe, ja Voraussetzungen, um zum Behandlungserfolg durch die Aurachirurgie zu gelangen. Sehr vereinfacht ausgedrückt, ist es erst mal erforderlich, dass das Ego des Therapeuten gegen null gebracht wird und sich dadurch eine Öffnung für die energetische Verbindung zum Patienten und der kosmischen Heilenergie einstellt. Klügl schreibt auf bezeichnende Weise: »Bewußtseinserweiterung ist die Grundvoraussetzung jeder Geistheilung.« (Klügl & Fritze, 2022, S. 59)

Dem Patienten wird dadurch gezeigt, wie sich das »Gesunde« gänzlich darstellt, um es in den Selbstheilungsprozess übernehmen zu können. Wie ich selbst in meiner Praxis feststellen konnte, ist das Wissen über die menschliche Anatomie, Physiologie und Bewegungsabläufe in Verbindung mit klarer Intuition dabei sehr hilfreich, aber nicht unbedingt erforderlich.

Ich sehe es als einen Akt der Meditation bis zur völligen Hingabe, die ein Abtasten der Aura ermöglicht, um festzustellen, wo Bedarf für Heilung besteht. Heilung über Aurachirurgie wird für mich erst durch eine eigene, übergeordnete Betrachtungsweise verständlich. Sie ist durch das Verständnis von Energie- und Informationsübertragung erklärbar.

Als Hilfsmittel dafür dient die Quantenphysik, die unter anderem zeigt, dass ein Teilchen zur gleichen Zeit an verschiedenen Orten sein kann. So ist es möglich, dass auch zwei eigenständige Zustände zur gleichen Zeit existieren können. Genau dieses Phänomen kann im Feinstofflichen hergestellt werden. Wenn in unserem menschlichen Sein unterschiedliche Bewusstseinszustände zur gleichen Zeit vorhanden sind, beschäftigt sich unser Unterbewusstsein doch oftmals mit eigenen Themen, während das Bewusstsein dem Alltag nachgeht.

Verschiedene Autoren wie zum Beispiel Klügl und Künlen weisen in ihren Schriften darauf hin, dass das Heilwerden als Motivation und Tendenz im Unterbewusstsein liegt und dort eine Affinität zum natürlichen Handeln hin zum Gesunden aufweist. Kommt nun ein kranker Mensch im tieferen Sinn des Unterbewusstseins mit »Gesundheit«, Wahrheit, Liebe und Licht in Berührung, ist es möglich, das »Kranke« mit dem »Gesunden« zu verbinden und zum »heilen Sein« zurückzuführen, als ob das Kranke das Gesunde als Spiegelbild übernimmt. Mehr dazu in Künlens Lehrbuch der Aurachirurgie: »Das

Kranke übernimmt das Heile, wenn alle hinderlichen Störfaktoren beseitigt sind. Dabei geht der Therapeut in Resonanz mit dem kranken Organ, aber zugleich auch mit dem gesunden, sodass das Kranke den gesunden Teil übernehmen kann.« (Künlen, 2020, S. 96).

Und hier kommt die Aurachirurgie ins Spiel. Ein Zustand wird wahr: »Die Heilung soll über jeden Zweifel erhaben sein« (frei nach Dr. Thomas Zell) »Die Energie folgt der Aufmerksamkeit« und führt uns zur Selbstheilung. (Klügl & Fritze, 2022, S. 52).

Weisheiten aus dem Volksmund, wie zum Beispiel, dass Gedanken Berge versetzen können, wenn in absoluter Klarheit fokussiert, machen wahre Wunder möglich, wie auch die *Selbstheilung* im göttlichen Sinn. Aurachirurgie ist ein Weg dahin.

Noch mal zusammenfassend ausgedrückt: Wenn also der Arzt, Therapeut, Behandler oder Heiler in totale Resonanz mit dem »Gesunden« oder »Heilen« gegangen ist, vermag er zu helfen, das »Kranke« zu überdecken.

An diesem Punkt angekommen, stelle man sich vor: Es ist von Natur aus gar nicht gewollt, dass wir Menschen krank werden! Denn wenn wir unser Bewusstsein auf das lenken, was uns wirklich krank macht, gewinnt diese Erkenntnis mehr und mehr an Bedeutung und die Aurachirurgie mehr und mehr an Sinn als Behandlung hin zum »heilen Sein«.

Mögen Probleme und Traumata der Patienten sich noch so ähneln, erweist sich jeder Mensch doch als ein einzigartiges Individuum. Der Gang zur Auflösung als Offenbarung des gegenseitigen Vertrauens zwischen Patient und Therapeut hin zur Öffnung des individuell mit sieben Siegeln verschlossenen Buches, das der Patient mit sich bringt, gibt völlig eigene Gefühle preis. Das ist der Zeitpunkt, an dem Aurachirurgie wirklich spannend wird und für beide Parteien der Therapie ihren ganzen Reiz zeigt, weil sich der Erfolg zumeist zumindest gefühlsmäßig sofort einstellt.

Last but not least soll hier nicht unerwähnt bleiben, dass sich auch Tiere hervorragend aurachirurgisch therapieren lassen. An unserem behinderten dreijährigen Jagdterrier-Rüden den wir vor zwei Jahren aus einem Tierheim adoptiert haben, konnten wir persönlich eine stetige Verbesserung seines Zustandes durch wiederkehrende Behandlungen mit Aurachirurgie feststellen. Auch bei fremden Hunden durfte ich eine Stabilisierung der Gesamtkonstitution erleben, sogar bei älteren Tieren.

Ich bin fest überzeugt, dass Aurachirurgie bei allen Lebewesen eine positive Wirkung entfaltet, sofern es erwünscht ist und sich die Wesenheiten dafür öffnen.

ZUSAMMENFASSUNG

Ich möchte hier noch mal zusammenfassend betonen, dass Aurachirurgie nicht nur der puren Auflösung von Traumata, Blockaden oder Störungen dient, sondern um der behandelten Seele im gegenwärtigen Leben die Möglichkeit zu geben, sich frei zu entwickeln und zu entfalten. Sie setzt sich auch zum Ziel, die Seele für spätere Leben davon freizumachen.

»Aurachirurgie begnügt sich nicht mit Symptomlinderung. Stattdessen verfolgt sie das Ziel, die der Krankheit zugrunde liegende, energetisch-informatorische Medizin zu erkennen, zu interpretieren und zu behandeln, um zu einer dauerhaften Heilung zu kommen.« (Künlen, 2017, S. 22).

KARIES – VERFALL DER ZÄHNE

KAPITEL 06

Mit »Karius und Baktus« versuchen wir, unseren Kindern nahezubringen, dass die Pflege unserer Zähne von großer Bedeutung ist und eine Schmerzen vorbeugende Wirkung zeigt.

Diese Begründung genügt uns erwachsenen und wissenschaftlich orientierten, professionellen Menschen natürlich gar nicht.

Die Zahnpflege, wie wir sie allgemein kennen mit Bürste und Zahnpasta, mag grundsätzlich sinnvoll und vor allem für die chemische Industrie sehr wertvoll sein, ist aber vom ganzheitlichen Aspekt gesehen nicht der einzige Garant für gesunde Zähne. Schon als Kind musste ich am eigenen Leibe schmerzlich erkennen, dass ich meine Zähne mehr pflegen musste als mein Bruder, um das gleiche Gesundheitsergebnis zu erreichen. Ich verbrachte sogar zweimal so viel Zeit vor dem Spiegel mit der Bürste in der Hand und bemühte mich, meine Putztechnik stets zu verbessern. Ging mein Bruder hingegen unregelmäßig den Essensresten und den Bakterien zur Wehr, schien er doch zumindest in jüngeren Jahren allgemein das resistentere Gebiss zu haben. Zu meinem Glück hat mich mein Beruf dann dazu geführt, besser ganzheitlich für mich zu sorgen. Mein Bruder verstarb im März 2021 im Alter von neunundsechzig Jahren letztlich an Hirnschlag● und unkontrollierter Diabetes●. Bis dahin hatte er schon mehrere Zähne verloren und ich außer meinen Weisheitszähnen keinen.

Zu seinen Gunsten spricht allerdings, dass er vier Jahre älter war als ich.

Lassen wir den genetischen Einfluss beiseite, wissen wir, dass die Ernährung sehr viel zur Gesundheit der Zähne und des restlichen Körpers beiträgt und darüber hinaus den Zustand zahlreicher Organe beeinflusst. Insbesondere wirken die Leber, die Gallenblase und das Herz auf unser Zahnbett, die Nieren und die Blase direkt auf unsere Zähne und umgekehrt. Die traditionelle chinesische Medizin● weiß und beweist das schon seit Tausenden von Jahren – sie ist in meiner Praxis mein täglich Brot.

Aber was genau geschieht wissenschaftlich gesehen im Zahn selbst während des Kariesbefalls?

Mikroskopisch gesehen, besteht der Zahn aus einem Grundnetz oder einer Matrix. In diesem Netz hängen sich zahlreiche

● **Hirnschlag** bedeutet, dass im Gehirn entweder durch eine Blutung oder durch eine Blockade von Blutgefäßen die Blutversorgung und dadurch die Sauerstoffversorgung unterbrochen wurde.

● Beim **unkontrollierten Diabetes** kommt es zu starken Blutzuckerschwankungen, die behandelt werden müssen.

● Die **traditionelle chinesische Medizin** ist ein Behandlungsverfahren, das sich auf fünf Säulen stützt: Qi-Gong, Akupunktur, Arzneimitteltherapie, Massage, Ernährungslehre. Dadurch werden Selbstheilungsprozesse gefördert. Sie ist mehr als dreitausend Jahre alt.

Mineralien fest, die der Zahnsubstanz die Härte geben. Lösen sich diese Mineralien aus der Zahnsubstanz, zum Beispiel bedingt durch Erkrankungen, durch den Mangel an Mineralien in anderen oder wichtigeren Organen wie Gehirn, Nerven oder Muskeln, durch Blockaden im Körper oder weil das Mundmilieu nicht stimmt, sodass der Austausch und das Ersetzen von Mineralien nicht mehr funktioniert, verliert die Zahnsubstanz ihre Widerstandskraft und wird weich und schafft dadurch Zugang für Bakterien bis hin zu den lebenswichtigen Teilen des Zahnes, der sogenannten Pulpa, die aus kleinsten Nerven, Blut- und Lymphgefäßen besteht. Einmal eingedrungen in die Pulpa, können Bakterien den Zahn schnell infizieren und »abtöten«.

Bei Kindern mit überdurchschnittlich viel Karies stelle ich sehr oft eine Nieren-/Blasenschwäche fest, bedingt durch zum Beispiel verschiedene Arten von Traumata, seelischer oder körperlicher Natur. Erwachsene leiden oft unter Nieren-/Blasenschwäche aufgrund von Medikamenten-Nebenwirkungen. Individuen, die mit Nieren- oder Blasenschwäche geboren wurden, zeigen fast immer auch eine Zahnschwäche und neigen bereits im Milchgebiss oft zu starkem Kariesbefall. Schwangerschaftstraumata wie psychische Belastungen durch das ungewollte Kind und Geburtstraumata, die etwa durch die Unterstützung der Geburt mit einer Saugglocke entstehen, können einen Schock zurücklassen, der auch das Nieren- und Blasensystem schwächt.

Medikamente werden meistens ohne Testung auf Verträglichkeit oder Reaktionen verordnet. Eine meiner Patientinnen, Alter neunundsiebzig, sollte wegen Herzrhythmusstörungen und erhöhtem Blutdruck einen Betablocker• einnehmen.

Circa vier Monate nach Beginn der Einnahme sah ich die Patientin zur allgemeinen Befundaufnahme in meiner Praxis. Frappierenderweise musste ich feststellen, dass bei der Patientin innerhalb von weniger als sechs Monaten sechs Zähne der Unterkieferfront mit zum Teil starkem Karies befallen waren. Über viele Jahre hinweg war die Patientin kariesfrei gewesen und plötzlich ergab sich eine so starke Veränderung. Meiner Erfahrung nach ein höchst ungewöhnlicher Befund! Anhand der Anamnese konnte ich schon einen Zusammenhang zwischen der neuen Einnahme des Betablockers und dem Kariesbefund feststellen. Auf die Frage, ob die Patientin in der nächtlichen Ruhe eine Veränderung feststellte, erklärte die Patientin, dass sie nachts immer öfter auf die Toilette musste, bis sich der Gang auf drei- bis viermal pro Nacht einpendelte. Meine Testung ergab eine starke Nieren-Blasen-Belastung durch den Betablocker. Ich bat daher die Patientin, mit ihrem Arzt zu sprechen, um aufgrund der starken Nebenwirkung das Medikament zu wechseln. Zum Glück war der Arzt der Patientin sehr aufgeschlossen, und so fanden wir gemeinsam einen anderen Betablocker, der sehr geringe bis keine Nebenwirkungen zeigte.

• *Betablocker* sind blutdrucksenkende Arzneimittel.

Wir stärkten mit alternativen Mitteln die Nieren und die Blase der Patientin und konnten die befallenen Zähne noch konservativ mit Füllungen versorgen. Mir blutete fast das Herz, weil die Zähne zuvor nahezu virgin (jungfräulich, unversehrt), das heißt ohne jegliche Füllung waren und nur wegen eines falschen Medikamentes schadhaft geworden sind.

Als ich 1982 mit meinem zahnmedizinischen Studium begonnen habe, war es selbstverständlich, dass wir Studenten uns nach kurzer Zeit in der Klinik als Patienten registrierten. Erstens lernten wir sofort den Klinikablauf kennen und zweitens konnten wir ja unserem Lehrinstitut vertrauen, sahen wir uns bei unseren Professoren doch in den besten Händen, denn es wurde jeder Schritt der behandelnden Studenten genauestens überwacht. Bei mir selbst wurde bei der Erstuntersuchung festgestellt, dass ich unter einer Zahnbetterkrankung litt, dass ich fünf Weisheitszähne impaktiert und verlagert hatte, das heißt, dass sie im Knochen und in Fehlstellung positioniert waren (zu Neandertalers• Zeiten war es übrigens üblich, dass die Menschen noch insgesamt acht Weisheitszähne hatten), und vier Zähne von Karies befallen waren.

Sie können sich vorstellen, wie schockiert und beschämt ich war. Mein Trost: Ich war damit nicht alleine. Die Zahnbetterkrankung konnte durch eine gründ-

• Der **Neandertaler** ist ein enger Verwandter des modernen Menschen. Er lebte in Europa vor ca. 400.000 bis vor ca. 40.000 Jahren.

liche professionelle Reinigung und Änderung meiner Mundhygiene schnell behoben werden und trat dank meiner Pflege bis heute nicht wieder in Erscheinung. Meine Weisheitszähne wurden nach typischer amerikanischer Manier operativ entfernt, allerdings auf meinen Wunsch in Lokalanästhesie in einer Sitzung, was unter amerikanischen Verhältnissen mit diesem Befund eher selten vorkam. Mein Karies wurde konservativ durch Füllungen bereinigt, und da meine behandlungsbedürftigen Zähne alle Kriterien für Staatsexamina und regionale Prüfungen• erfüllten, konnte ich eine kostengünstige und qualitativ sehr hochwertige Restaurierung erhalten.

Reguläre Behandlungen mussten teurer bezahlt werden, um wenigstens die Klinikkosten abzudecken. Zahnpflege wird in jeder zahnmedizinischen Fakultät als wichtiges »Dogma«• gelehrt.

• **Staatsexamina und regionale Prüfungen** sind Prüfungen, die von einer staatlichen Behörde abgehalten werden und dem Absolventen ermöglichen, in staatlichen oder staatlich überwachten Berufen zu arbeiten.

• **Dogma** ist eine verbindliche, normative Lehraussage, Meinung oder Verordnung, deren Wahrheitsanspruch als unumstößlich gilt.

Wie zuvor bereits erwähnt, wurde empfohlen, mindestens zweimal täglich, das heißt nach dem Frühstück und vor der nächtlichen Ruhe, die Zähne zu reinigen, wobei das Hauptaugenmerk der Pflege auf den Zeitpunkt vor dem Schlafen gelegt werden sollte. Im Schlaf sind alle natürlichen Reinigungsmöglichkeiten durch Reduktion von

Speichelfluss – bei Mundatmern• sogar noch verstärkt durch Mundtrockenheit –, und von Zungen-, Wangen- und Lippenbewegungen und entfallender Flüssigkeitsaufnahme, die tagsüber zur Neutralisierung des pH-Werts, zur Verdünnung von Konzentrationen und Auflösung von Essensresten führt, ausgeschaltet. Studien haben bewiesen, dass gute abendliche Mundhygiene zu einer extremen Reduktion von Munderkrankungen und Halitosis (Mundgeruch) führt. Eine systemische (ganzkörperliche) Auswirkung war ebenfalls nachweisbar, sind doch Zahnbetterkrankungen dadurch fast auf null zurückgegangen und damit einhergehend gleichzeitig eine Verminderung von Herz-Lungen-Erkrankungen. Sie müssen sich vorstellen dass der Mund ein Ökosystem mit einer großen Zahl an Keimen darstellt. Manche Bakterien und Pilze sind uns sehr wohlgesonnen und leben in guter Symbiose• mit und in uns.

Im Mund zur Vorverdauung nützlich, schützen sie alleine durch ihre Präsenz auch unser Hart- und Weichgewebe vor pathologischer Besiedelung mit unerwünschten Erregern, und der pH-Wert•, der

• Bei der **Mundatmung** wird – im Gegensatz zur Nasenatmung – Luft durch den Mund in die Lunge und damit in den Körper transportiert. Dabei trocknen Schleimhäute im Mund aus und fördern Mundgeruch durch eine Neubesiedelung mit Keimen, also von Mikroorganismen oder Erregern.

• **Symbiose** ist ein Zusammenleben von verschiedenen Arten von Lebewesen, die voneinander profitieren oder eine vorteilhafte Beziehung eingehen.

• Der **pH-Wert** ist ein chemischer Parameter, der den sauren oder basischen Charakter einer wässrigen Lösung misst. Er zählt von 1 bis 14, 7 ist neutral, unter 7 ist sauer, über 7 ist basisch).

unsere gesamte Funktion im Körper sichert, bleibt im Normalbereich. Kommt es zu Infektionen im Zahnbett, wird erst mal die Durchblutung und die Lymphzufuhr• erhöht.

Gefäße stehen dann stärker unter Druck und platzen schneller. Es tritt Blut aus und dadurch kann es auch zu einer Erreger- oder Bakterienschwemme im Blutkreislauf selbst kommen, die auf Dauer zu Erkrankungen und Infektionen von Herz und Lunge führen kann, was letztlich ohne Antibiotika lethal, also tödlich enden kann.

Als Ende der 60er-, Anfang der 70er-Jahre des letzten Jahrhunderts die Bundesrepublik Deutschland in der Blüte ihrer Zeit stand, wurde von den Krankenkassen zumindest zahnmedizinisch fast alles bezahlt. Keramische Verblendungen waren auf dem Vormarsch, Edelmetalle waren noch bezahlbar, und dem deutschen Bürger ging es lange nicht mehr so gut wie zu dieser Zeit. Die Medizin machte große Fortschritte, auch im metallfreien Sektor. Transplantate und Implantate wurden unter strengen Bedingungen und Voraussetzungen operiert, und Prophylaxe wurde im Gesundheitswesen gehandelt wie nie zuvor. Die Vereinigten Staaten von Amerika waren uns in vielem circa zehn Jahre voraus, zum Beispiel in Sachen Kleidung und Ernährung – und leider nicht

• **Lymphzufuhr:**
Versorgung mit wässriger, leicht milchiger Körperflüssigkeit, die in Lymphgefäßen transportiert wird und Elektrolyte, Proteine und weiße Blutkörperchen (Lymphozyten) enthält.

immer im Positiven. Ich erinnere mich noch gut, wie das erste McDonald's-Restaurant in Rosenheim unter Protest eröffnet wurde. Und so hat auch uns die »moderne amerikanische Medizin« erreicht.

Intuition, das Gefühl für den Patienten und die »Seele der Medizin« wurden durch teure Technik ersetzt, und Krankenhäuser mussten plötzlich Gewinne erwirtschaften. Die Industrie begriff sehr schnell, dass mit der zahnmedizinischen Prophylaxe im häuslichen Gebrauch viel Geld zu verdienen war. Was uns Zahnmedizinern als Heil für Zähne und Zahnbett verkauft wurde, hatte zwei Seiten. Es wurde propagiert, möglichst nach jedem Essen die Zähne zu reinigen und noch zusätzlich einmal pro Tag mit Mundwasser den Mund zu desinfizieren. Ich will damit nicht andeuten, dass all das falsch war. Nur, wenn übertrieben, wie im letzten Satz geschildert, und nicht ganzheitlich betrachtet, können Schäden entstehen, die unerwartet und, wenn überhaupt, nicht so einfach zu beheben sind. Dazu habe ich einige Geschichten, um die Bedeutung der fatalen Auswirkungen von falscher Pflege und Fürsorge zu verdeutlichen.

Die erste kleine Anekdote soll an dieser Stelle aufzeigen, dass man es auch mit der Zahnpflege übertreiben kann. Im ersten Studienjahr waren wir Studenten gefordert, als Teil des Kurrikulums auch sozial tätig zu sein. Zahnpflegemittel aller Art wurden uns kostenlos zur Verfügung gestellt, um Kindergärten, Schulen, Flüchtlingsaufnahmestellen bis hin zu Gefängnissen aufzusuchen, um Schüler, Neuankömmlinge aus fremden Ländern und Insassen in ordentlicher Mundhygiene zu unterrichten. Die Gefängnisse besuchenden Studenten – zu denen ich zum Glück nicht gehörte, denn es hatten sich dafür viele Freiwillige gemeldet – bekamen alle Hilfsmittel außer Zahnseide. In den ersten zwei Jahren dieser Hilfsaktion wurde nämlich auch noch in Gefängnissen Zahnseide verteilt. Aber anstatt dieses wunderbare Pflegemittel für ihre Zähne zu benutzen, hatten einige Häftlinge keine bessere Idee, als sie dafür zu missbrauchen, die Gitterstäbe anzusägen.

Diese kleine Geschichte soll aufzeigen, wie gefährlich Zahnseide für Weich- und Hartgewebe sein kann, wenn sie nicht nach Vorschrift verwendet wird. Auch wenn der Zahnschmelz die härteste Substanz in unserem menschlichen Körper ist und das darunter liegende Dentin und der Wurzelzement mindestens so hart sind wie unser Hartknochen, können dadurch nach dem Prinzip »steter Tropfen höhlt den Stein« enorme, zum Teil irreparable Schäden entstehen.

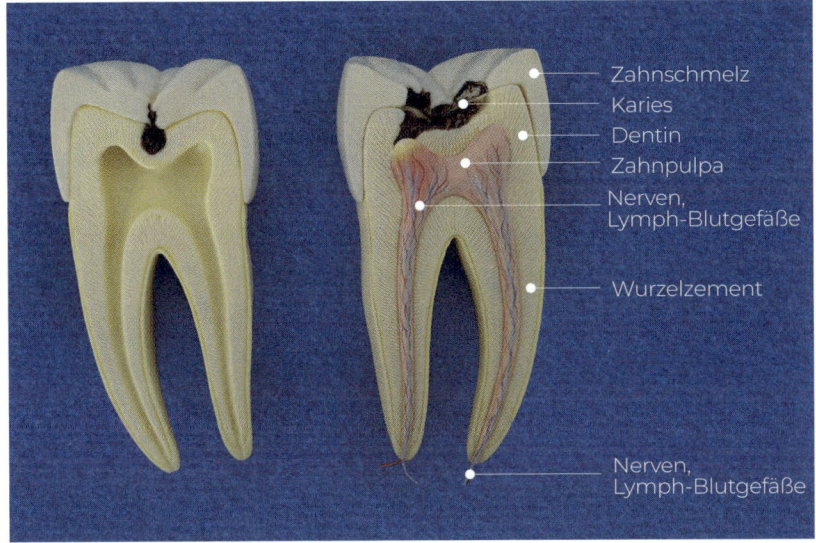

Zahnschmelz – Adamantin genannt, ist die äußere Schicht der natürlichen Zahnkrone, sie ist die härteste Substanz im menschlichen Körper.

Dentin – Zahnbein genannt, ist die innere Substanz einer natürlichen Zahnkrone; das Zahnbein ist etwas weicher als der Zahnschmelz und anders aufgebaut.

Wurzelzement – ist dem Dentin sehr ähnlich und nur im Wurzelbereich zu finden. Er ist im jungfräulichen Zustand der Teil, der im Zahnhalteapparat eingebettet ist.

Ich selbst bin viele Jahre dem vermeintlichen »Reinigungsideal« gefolgt, bis ich feststellen musste, dass ich all die Jahre zu vigorös gebürstet und mit zu viel Druck auf der Zahnseide gearbeitet hatte. Kieferknochen und Zahnfleisch schwanden, und in den resultierend freiliegenden Zahnhälsen bildeten sich Einkerbungen, die wir fachlich als »keilförmige Defekte« bezeichnen.

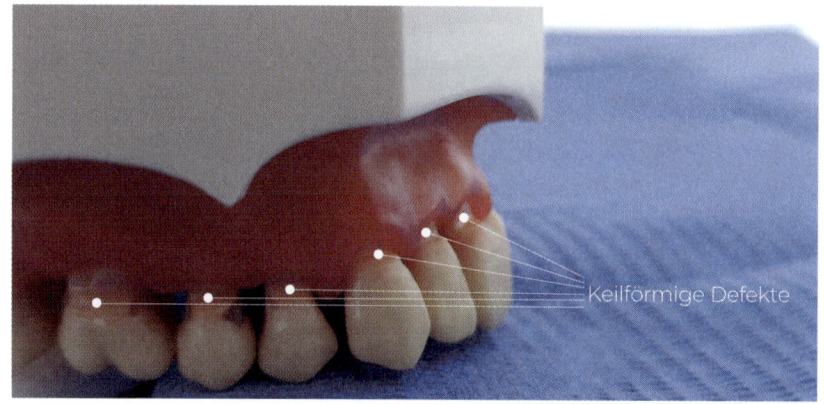

Keilförmige Defekt – Prozesse von Zahnsubstanzverlust, die an der Wurzeloberfläche von Zähnen nach Rückgang des Zahnbettes entstehen.

Ich lernte, meine häusliche Zahnreinigung nur noch auf abends zu beschränken, dann aber sehr gründlich. Hinzu kam mehrmaliges intensives Spülen mit Wasser nach jedem Essen. Das war mehr als ausreichend. Ich empfehle also grundsätzlich, selbstbeobachtend, selbstverantwortlich und in Ab- und Rücksprache mit dem Hauszahnarzt oder der Dentalhygienikerin eine eigene Methode zu entwickeln, die individuell den Bedürfnissen nachkommt, einerseits für gute Pflege zu sorgen, aber andererseits Schädigungen zu verhindern.

Ästhetik, wenn finanziell möglich, steht für unsere Patienten heute mehr denn je im Vordergrund. So ist der Zustand des Zahnfleisches oder Zahnbettes optisch wichtig, denn es soll auf natürliche Weise den Zahn säumen und virgin, also jungfräulich aussehen. Patienten, meist im mittleren oder gehobenen Alter, die Knochen- und Zahnfleischsubstanz verloren haben – wir bezeichnen das als Parodontose● und nicht, wie oft falsch angenommen, als Parodontitis●, die entzündlich ist –, lassen sich von Spezialisten durch aufwendige chirurgische Eingriffe, bekannt als GBR● und GTR,● therapieren, um ein möglichst in junges Aussehen zu generieren. Diesen Patienten wird empfohlen, ja sogar befohlen, mit absoluter Vorsicht zu reinigen. Verwendung der Zahnseide ist zwar erlaubt, aber mit äußerster Rücksicht, darauf achtend, das Zahnfleisch nicht zu berühren. Interdental- oder Zwischenraumbürsten sind gänzlich untersagt, und die Zahnbürsten müssen extra sanft sein und dürfen nur mit minimalem Druck verwendet werden, um den mühevoll und mit hohen Kosten verbundenen Zustand zu erhalten. Ich sage hier ergänzend: Was für diese behandelten Menschen gilt, sollte für alle zutreffen (mit individuellen Abweichungen, wie schon gesagt).

Die Zahn- und Zahnbettgesundheit lässt sich, wie aus meiner jahrelangen Erfahrung bestätigt, nicht alleine durch die mechanische Pflege erreichen. Wer das denkt, hat weit gefehlt! Alle Regeln und Maßnahmen, die für die allgemeine Gesundheit wich-

● **Parodontose:** Rückgang von Zahnfleisch und Knochen ohne entzündliche Prozesse.

● **Parodontitis:** Zahnbetterkrankung durch entzündliche Prozesse. Ursache ist in der Regel Plaque, ein Gemisch von Bakterien und Essensresten.

● **GBR** (guided bone regeneration): Chirurgischer Eingriff, bei dem verloren gegangener Knochen des Zahnbettes durch Transplantation rekonstruiert wird. So werden Defekte durch Knochenneubildung wieder aufgefüllt.

● **GTR** (guided tissue regeneration): Chirurgischer Eingriff, bei dem verloren gegangenes Weichgewebe durch Transplantation rekonstruiert wird. So werden Defekte durch Weichgewebsneubildung wieder aufgefüllt.

tig sind, wirken sich auch positiv auf die Zähne, die Knochen und das Zahnfleisch aus. Gesunder Schlaf, stressfreies Leben, Zufriedenheit, Ausgeglichenheit, gesunde Herausforderungen und Freude am Leben zählen dazu. Immer wichtiger werden allerdings Ernährung und Umwelteinflüsse, da immer häufiger bei Patienten Symptome als Reaktionen auf Unverträglichkeiten auftauchen. Was für den einen Menschen gut ist, mag dem anderen sogar schaden. Deshalb ist die Testung und die Auswertung der Bedürfnisse jedes Einzelnen für mich von großer Bedeutung. Was immer allgemein als wahr angenommen wird, ist nur als Hinweis, als Leitfaden oder als richtungsweisend zu sehen.

Immer häufiger auftretende Unverträglichkeiten erfordern ganz gezielte, auf den Menschen persönlich zugeschnittene Therapien. Das beginnt mit der Aufnahme bestimmter Lebensmittel, das heißt Mittel, die unser Leben unterstützen, fördern, lebenswert machen und nicht nur unseren Verdauungstrakt beschäftigen. Manche Dinge, die wir zu uns nehmen, werden nicht verstoffwechselt, kosten am Ende nur wertvolle Energie und werden bestenfalls wieder ausgeschieden, wenn sie nicht schadhaft irgendwo eingelagert werden, wie zum Beispiel in Zähnen, Knochen, Gelenken, Binde- oder Fettgewebe, vielleicht sogar in Gefäßwänden.

Angst ist, wie im einführenden Kapitel »Sag niemals nie« beschrieben, nicht nur ein schlechter Berater, sondern, wie wir Zahnärzte immer wieder vorgeführt bekommen, ist Angst auch der »Feind der Zähne«. Es gibt immer noch Menschen, die extreme Angst vor uns Zahnärztinnen und Zahnärzten haben, eigentlich aber nicht vor uns als Personen, sondern in Wirklichkeit vor der durchzuführenden Arbeit, die sie letztlich selbst verschuldet haben. Aber es geht hier nicht um Schuldzuweisung, denn diese Menschen sind wirklich arm dran. Sie ertragen lieber den Schmerz, den kariöse oder gar absterbende Zähne verursachen, und sie müssen auch das »ungenügende« ästhetische Aussehen von »verfaulten« Zähnen hinnehmen. Sie haben zumeist geschickt gelernt, das Aussehen mit ihren Lippen stets zu kaschieren. Bärte, wie schon erwähnt, sind bei Männern auch ein probates Mittel, Zähne, die den heutigen optischen Ansprüchen nicht mehr gerecht werden, zu bedecken. Und Bärte sind noch dazu gerade in. Es ist keine Seltenheit, dass Menschen mit einer Zahnarztphobie● oft zehn Jahre und länger keine Praxis von innen gesehen haben.

Sie schlafen oft nächtelang nicht vor ihrem vereinbarten Termin und bekommen bei dem Gedanken an den Zahnarzt schon Schweißausbrüche. Meist finden sie auch noch einen Grund, den Termin abzusagen, oder erscheinen ohne Stornierung erst gar nicht.

Ängste lassen sich aber gut in den Griff bekommen, wie unsere Praxis immer wieder beweist. Therapeutische Hypnose und Aurachirurgie wirken sehr gut dagegen, aber auch, wenn wir Ärzte uns mehr Zeit neh-

● **Zahnarztphobie:** Angst vor zahnärztlicher Behandlung.

men und unseren Patienten das Gefühl geben, gerade nur für sie und ihre Bedürfnisse da zu sein, zuzuhören und über ihre Herzensanliegen zu sprechen, hilft dies, Patienten die Angst zu nehmen. Wir haben sehr viele Rückmeldungen, dass Patienten, die von dieser Last geplagt waren, uns bereits nach drei Sitzungen lieber besuchen, ja nach ein bis zwei Jahren sogar gerne zu uns kommen.

Eine Schmerzbehandlung in der ersten Sitzung macht die Bewältigung von Ängsten natürlich schwierig, denn diese Therapien dauern oft länger und wir Ärzte können nicht immer garantieren, dass keine Folgeschmerzen auftreten werden. So kann möglicherweise ein erneutes Trauma gesetzt werden und Patienten könnten verständlicherweise in ihr altes Muster zurückfallen. Es gilt daher für uns Ärzte, gut abzuwägen, was unseren Patienten zuzumuten ist und was nicht.

Ein schwieriges Unterfangen, gerade bei Neupatienten, die wir noch nicht einschätzen können. In diesen Situationen sind Gefühl und Intuition die besten Berater. In Extremfällen bleibt jedoch leider nur noch die Vollnarkose. Vollnarkosen werden bei uns in der Praxis nicht durchgeführt und werden von mir nur im äußersten Notfall unterstützt, wenn absolut keine andere Möglichkeit zur Behandlung besteht.

Andere Feinde von Zahn und Zahnfleisch sind systemische Erkrankungen, also Erkrankungen, die den ganzen Körper betreffen, wie zum Beispiel die Mikulicz-Krankheit oder das Sjögrens Syndrom, die zu Mundtrockenheit durch Versiegen der Parotisdrüsen (Ohrspeicheldrüsen) führen. (Baskar , 1981, S. 70 u. 582 bzw. S. 70 u. 585, und Hoffmann-La Roche und Urban & Schwarzenberg, 1993, S. 1098 u. 1530).

Diabetes mellitus, Tumorerkrankungen, Behandlungen durch Chemotherapien, Radiatio (Bestrahlung) sind die häufigsten Krankheiten und Therapien, die dem oralen Hart- und Weichgewebe schaden können. Mundtrockenheit ist neben der Angst das Schädlichste. Wer einmal damit zu kämpfen hatte, weiß um die Schwierigkeiten, die daraus entstehen können, und lernt ganz schnell, wie wichtig und wertvoll der Speichel ist. Der Speichel ist ein Medium, das aus einem mukösen (schleimigen) und einem wässrigen Anteil besteht. Im gesunden Zustand ist der pH-Wert neutral bis leicht basisch und beherbergt viele Enzyme, Bakterien und Pilze, die, wie oben bereits geschildert, in Symbiose unser sensibles orales Ökosystem schützen. Um unser Medium, den Speichel, frisch zu halten, produzieren die Speicheldrüsen ständig neue Flüssigkeit, die im Durchschnitt siebenmal pro Minute durch den Schluckreflex in Richtung Verdauungstrakt abgeführt wird und auch diesen befeuchtet.

Wie von vielen Zahnärzten und Institutionen weltweit anerkannt und unterstützt, sind Fluoride als Zahnprophylaxe anerkannt, obgleich rein chemisch gesehen Fluor als ein sehr reaktives Halogen bekannt ist und von Beginn an sehr umstritten war und ist. Für uns kommt es nur als Fluoride, das heißt Salze, in Betracht. Hans Ludigs, ein ehemaliger Student der Universität Konstanz, hat in seiner Masterarbeit 2013, »Fluorid und die Geschichte der US-amerikanischen Zahnmedizin, ca. 1900–1950«, wörtlich geschrieben: »Fluorid wirkt bereits in moderaten Dosen sehr giftig. Seine Toxizität ist höher als die von Blei und nur wesentlich geringer als Arsen.« (Gosselin & Hodge, 1984).

Ich werde immer wieder in meiner Praxis von besorgten Müttern gefragt, was ich von Fluoridierung ihre Kinder betreffend halte. Auch hier betrachte ich jeden Fall ganz individuell. Dazu ein kleiner Ausflug in die Vergangenheit. Aus meinem Studium ist mir noch bekannt, dass in den Vereinigten Staaten von Amerika in den 1930ern Studien stattfanden, die belegen sollten und das auch taten, dass Fluoride auf Zahnkaries eine hemmende Wirkung haben und welche Dosierung dazu notwendig ist. Ab den 1950er-Jahren wurde dann fast im ganzen Land Fluorid dem Trinkwasser zugesetzt, um Karies auf diesem Weg prophylaktisch zu begegnen.

Bei uns in der Bundesrepublik Deutschland wurde zwar nicht das Trinkwasser fluoridiert, aber Kindern wurden bis zum Alter von zehn bis zwölf Jahren Fluoride mittels Fluoridtabletten zugeführt. Kinderärzte propagierten diese Verabreichung ebenfalls. In meiner Praxis wurden allerdings keine Fluoridtabletten ohne individuelle Testung verschrieben, und die von der Roten Liste empfohlenen Dosierungen entsprachen nie meinen Testungen. Maximal die Hälfte der empfohlenen Dosis fand laut den Testungen meine Befürwortung.

Als etwa 1999 das Speisesalz mit Fluorid versetzt wurde, gab es keinen Bedarf mehr, Kinder zusätzlich mit diesem Salz zu versorgen. Immer mehr Gegenströmungen waren unter den Patienten erkennbar. Nebenwirkungen wie braune Flecken an den Zähnen, Versteifung von Sehnen und Gelenken bis hin zu Einlagerungen in Nervengewebe und Gehirn, die den IQ bei Schülern negativ beeinflussen sollten, waren die Sorge bei Fluorid-Überdosierungen. Die Nachfrage nach fluoridfreien Zahncremes wurde parallel ebenfalls lauter. Da der Markt beides, fluoridhaltig wie fluoridfrei, abdeckt, ist die Versorgung für alle gewährleistet. Wir empfehlen bei Kindern grundsätzlich fluoridfreie Zahncremes, vor allem, wenn nicht kontrolliert werden kann, ob das Kind beim häuslichen Zähneputzen nicht etwa die Zahncreme verschluckt.

An dieser Stelle gilt es zu bedenken, dass Zahncremes als Kosmetika eingestuft werden und nicht als Arzneimittel. Im Gegensatz zu Arzneimitteln, die fast immer für den inneren Gebrauch sind, werden Kosmetika prinzipiell äußerlich angewendet. Darin begründet sich auch die weitaus strengere Überwachung und restriktivere Handhabung von Inhaltsstoffen bei Medikamenten. Klammern wir die Aufnahme von in den Mund gelangten Substanzen durch den Schluckmechanismus aus und betrachten nur die Aufnahme alleine über die Mundschleimhaut, so bleibt immer noch die Permeabilität (Durchlässigkeit) der Mundschleimhaut, die bekanntlich sehr hoch ist. Die Mundschleimhaut ist sehr dünn und sehr stark durchblutet. Wir wissen diese Qualität sehr zu schätzen, wenn zum Beispiel bei einem Angina-Pectoris•-Anfall das Medikament Nitrolingualis im Mund eingebracht wird. Dieses wird dort extrem schnell in die Blutbahn aufgenommen und das Herz-Kreislauf-System in Sekunden wieder stabilisiert. Blutgefäße erweitern sich und das Herz wird schnell wieder mit Sauerstoff versorgt. Bedenken wir also, dass auch Fluoride schnell die Schleimhautschranke• passieren, ähnlich wie bei allen Mitteln, die wir in der Medizin und Zahnmedizin verwenden. Der Schaden-Nutzen-Effekt ist daher gewissenhaft abzuwägen.

• **Angina Pectoris:**
Mangelnde Sauerstoffzufuhr durch Blutgefäßverengung im Herzen.

• Die **Schleimhautschranke** ist eine mechanische Barriere zum Schutz der Schleimhaut.

ZUSAMMENFASSUNG

Seit etwa zwanzig Jahren bestätigt sich in meiner Praxis fast täglich, dass Zahnpflege alleine nicht ausreicht, um die Zähne ein ganzes Leben lang zu erhalten. Gute Zahnpflege und Kontrollen alle sechs Monate durch die Hauszahnarzt sind zwar besser, aber auch noch nicht gut genug. Gesunde, ausgewogene Ernährung, Vitamine, Mineralien, Lösung aller Blockaden, Störungen und Ängste und Freude am Leben durch Frieden und Freiheit schaffen ein starkes Immunsystem, gesunde Nieren, Leber und Gallenblase und damit ein gesundes Ökosystem im Mund – inklusive Zähne und Zahnbett.

INFEKTION & INFLAMMATION – FEUERWEHR IM KÖRPER

KAPITEL 07

Eine Entzündung, lateinisch Inflammatio, ist ganz allgemein gesagt ein Schutzmechanismus unseres Körpers gegen »unerwünschte Eindringlinge« oder »unerwünschte Substanzen«. Egal welche Zelle oder welches Gewebe er betrifft, ist der Vorgang einer Inflammation immer gleich. Wir können ihn als Abwehrreaktion begreifen. Jeder Mensch weiß heute, dass, neben Barrieren wie zum Beispiel unserer Haut, unser Immunsystem das Abwehrsystem unseres Körpers darstellt.

Schleimhäute wie die des Mundes sind über den gesamten Verdauungstrakt hinweg bis zum After (Anus) vorhanden und sind alleine durch ihr eigenes Ökosystem bestimmt. Von wohlgesonnenen Bakterien und Pilzen besiedelt, sorgen sie für unsere Vor- und eigentliche Verdauung und sind dadurch von größter Bedeutung für uns. Diese Besiedelung mit bestimmten Bakterien und Pilzen hat auch ihren positiven Nebeneffekt.

Vergleichen wir die Schleimhaut doch einmal mit einem Feld-, Wald- oder Wiesenboden. Schauen wir uns die Natur draußen an, so stellen wir fest, dass, wenn der Boden, auch Substrat genannt, einmal besetzt ist, keine andere Pflanze Platz hat, sich niederzulassen. Natürlich gibt es Schmarotzerpflanzen, die an bodenständigen

Pflanzen hochwachsen, zum Beispiel den Efeu an den Bäumen, aber das ist nicht die Regel und, solange der Baum nicht geschädigt wird, für das Ökosystem Baum ohne Auswirkung. Ein weiteres einfaches Beispiel sind wir Menschen. Stehen wir in der freien Natur auf einem bestimmten Platz, kann an dieser Stelle kein anderer stehen, außer wir tragen ihn in unseren Händen oder auf unseren Schultern. Wer tut das schon? Wohl kaum jemand im normalen Alltag oder Leben. Ebenso verhält es sich mit unserer Schleimhaut, die, wenn fest besiedelt, kein Substrat für andere Siedler freihält.

Obgleich jede Zelle, jedes Gewebe und Organ ein eigenes Schutzsystem aus Zellwand, Flüssigkeiten in entsprechendem pH-Wert und eigenen Immunzellen oder -faktoren und mehr hat, um ungewollte Einwirkungen zu verhindern, sind die Hauptträger unseres Immunsystems das Blut und die Lymphflüssigkeit. Beide Flüssigkeiten werden über das gewohnte Maß hinaus angefordert, wenn, wie oben erwähnt, Eindringlinge oder Substanzen in unseren Körper gelangen, die uns Schaden zufügen könnten. Das bedeutet, dass mehr Blut und Lymphflüssigkeit in die befallene Körperregion gebracht wird. Es entsteht, wie wir es kennen, eine Rötung und Schwellung. Im Weichgewebe ist die entstehende Schwellung, wenn in Maßen, relativ unproblematisch und normalerweise erträglich (wenn sie nicht gerade direkt auf einen Nerv drückt), bis der Irritant entfernt wird, der Körper ihn selbst abstößt oder gar vernichtet.

Im Zahn aber sieht der Vorgang gänzlich anders aus. Während die Blut- und Lymphzufuhr im Zahn zunimmt, kann keine Schwellung entstehen. Gefäße werden im Nervkavum (also dem Zahninneren) oder Nervkanal gegen die Zahninnenwand gedrückt, bis der Druck so hoch wird, dass die dünnen, zarten Gefäße von Lymphe und venösem Blut abgedrückt werden. Es fließt keine Lymphe und kein Blut mehr heraus und so kommt es zum Stau. Der Betroffene verspürt dann oft ein Pochen im Zahn, ähnlich wie beim Blutdruckmessen, nur schmerzhafter. Das Pochen entsteht durch diesen Stau, der bewirkt, dass die kleine Arterie gequetscht wird und der Herzschlag durch das Pumpen auf den Nerv direkt übertragen wird und das kann auch schmerzhaft sein.

Im nächsten Stadium kommt es zur massiven Azidose durch Mangel an Sauerstoff und extrem schneller Zunahme von Stoffwechselabfallprodukten. Denaturierung und daraus resultierende Degeneration von Aminosäuren, Proteinen und Gewebe sind die Folge. Im Zahninneren kann in diesem Zustand ab sofort keine Zell- und Gewebeerneuerung mehr stattfinden, da die Grundvoraussetzungen nicht mehr vorhanden sind, denn sämtliche Ernährungs- und Stoffwechselprodukte inklusive jungfräulicher Zellen können nicht mehr in das Nervkavum gelangen.

Durch die zunehmende Azidose entsteht ein anaerobes (sauerstoffarmes) Medium, das das Wachstum von bestimmten Bakterien begünstigt, sogar fördert. Wird diese Vermehrung von anaeroben Bakterien nicht unterbunden, setzt ein Verwesungs- oder Fäulnisvorgang ein, der eine bestimmte Gasentwicklung zur Folge hat. Werden diese Gase freigesetzt, zum Beispiel durch Aufbohren des Zahnes, nehmen wir einen unangenehmen Geruch wahr, vergleichbar mit dem Aufgraben eines morastigen Bodens. Mit wachsender Auflösung von Gewebe im Zahninneren entstehen mehr und mehr Hohlräume, welche die weitere Vermehrung von Bakterien zulassen. Ein perfektes Medium für die Entzündung hat sich entwickelt, das für das Immunsystem nicht mehr erreichbar ist, und dem ohne äußere Einflussnahme nicht entgegengewirkt werden kann. Spätestens in diesem Stadium, wenn nicht schon vorher, muss, bedingt durch starke Schmerzen, ein Zahnarzt seines Amtes walten!

Das Absterben von Nerven kann auch sehr langsam durch Fremdeinwirkung geschehen. Zugegebenermaßen sind wir Zahnärzte daran nicht ganz unbeteiligt, aber nicht schuld. Erstens gibt es, wie im Kapitel »Aurachirurgie« beschrieben, kosmisch gesehen keine Schuld, sondern nur Ursache und Wirkung. Zweitens stellt sich hier vielmehr die Frage, wo die Ursache ihren Ursprung hat. Wir im Gesundheitswesen Tätige wollen grundsätzlich nur dabei unterstützen, den erkrankten Patienten zur Heilung zu verhelfen. So könnten wir sagen, dass die Ursache im Menschen oder Patienten selbst liegt. Dennoch kann es zu thermischen oder chemischen Einwirkungen bei Zahnbehandlungen kommen, die wir als iatrogen bezeichnen. Überhitzung beim Beschleifen oder Reaktionen auf Materialien wie bei Füllungen oder Zementen beim Befestigen von festsitzendem Zahnersatz können zu Schmerzen bis hin zum Absterben von Nervengewebe führen. Gott sei Dank entstehen solche Schäden sehr selten, aber doch sind sie möglich während des alltäglichen zahnärztlichen Arbeitens. Bedenken wir alle, dass wir Ärzte auch nur Menschen sind, die grundsätzlich das Beste für ihre Mitmenschen und Patienten wünschen, aber vor Fehlern nicht gefeit sind.

Für jeden verständlich möchte ich auf sehr vereinfachte Weise und in wenigen Punkten erläutern, wie eine Immunreaktion auf eine Entzündung abläuft. Zunächst stellen die weißen Blutkörperchen, unsere »Hauptimmunphalanx«. Darunter sind es vorwiegend die neutrophilen, basophilen und eosinophilen Granulozyten und Makrophagen, die im Knochenmark gebildet und als bereitstehende Armee untergebracht sind, die die Hauptarbeit leisten. Lymphozyten, die ebenfalls eine wichtige Rolle im Immunsystem spielen, werden hingegen in den Lymphknoten, der Milz, der Thymus, den Tonsillen (Mandeln) und den Lymphanteilen des Darms und anderen Organen produziert und kümmern sich um die lokale Immunabwehr als Sofortabwehr.

Die »erste Verteidigungslinie« stellen die sogenannten Neutrophile und Lymphozyten, die ständig im Gewebe vorhanden sind. Sie sind leider nicht groß an der Zahl, nicht sehr lange lebensfähig und nicht so effektiv wie zum Beispiel Ganulozyten des Knochenmarks, die im Vergleich mit den Neutrophilen und Lymphozyten die fünf- bis zehnfache Menge an Bakterien, Viren und anderen Eindringlingen vertilgen können.

Die »zweite Verteidigungslinie« wird kreiert durch die Vermehrung der Abwehrzellen im Blut. Sie wird durch die vom geschädigten Gewebe abgesonderten chemischen Faktoren, die das Knochenmark erreichen, angeregt. Dadurch wird nicht nur die Ausschüttung der Immunzellen aus den Reservoirs, sondern auch deren Neubildung induziert.

Die «dritte Verteidigungslinie« entsteht durch die verstärkte Produktion einerseits von lokalen Makrophagen (Fresszellen) und andererseits von Monozyten (jungfräuliche Makrophagen im Knochenmark). Diese Produktion hat eine Langzeitwirkung auch durch die Herstellung von Antikörpern, die zukünftige gleiche Eindringlinge erkennen und bekämpfen sollen.

Neutrophile, Granulozyten und Makrophagen vertilgen aber nicht nur Bakterien, Viren und nekrotisches (abgestorbenes) Gewebe, sondern fressen ebenso tote Kameraden auf. Geschieht dies in großer Anzahl innerhalb von kurzer Zeit, entsteht nach Tagen eine Flüssigkeit, die wir Therapeuten Pus bzw. Eiter nennen. Diese Flüssigkeit wird erst mal in »Gewebetaschen« gesammelt, bis sie wiederum von Fresszellen oder Enzymen nach und nach verdaut wird. Geschieht dieser Vorgang nicht und schafft der Körper es nicht, von selbst einen Bindegewebegang nach außen zu bilden, müssen wir Ärzte oder Assistenten mit Entlastungsschnitten nachhelfen, um den Eiter aus dem Körper zu bringen. Das Gewebe kann dann wieder abheilen. Selten, aber doch vorkommend, können Narben zurückbleiben, die wiederum, wie schon erwähnt, zu einem Störfeld werden können.

Bislang war von Entzündungen und deren Abwehr im Gewebe die Rede.

Gelingt es Erregern, fremden Organismen oder Fremdkörpern, trotz aller Abwehrmechanismen in die allgemeine Blutzirkulation zu gelangen, werden sie von unserer Milz, die als Generalfilter des Blutes tätig ist, beseitigt. Die Milz reinigt unser Blut durch die sogenannte Phagozytose, bei der veraltete und abnormale Blutzellen, Parasiten, alle Bakterien und Fremdstoffe vereinnahmt und aufgefressen werden. (Guyton, 1981, S. 65–73).

Wird Gewebe mechanisch verletzt, kann ebenfalls eine Entzündung entstehen. Um das zu verhindern, wird das umliegende gesunde Gewebe erst mal durch Gerinnselbildung isoliert, damit kein weiteres Gewebe geschädigt oder infiziert werden kann. Immunzellen und vor allem Makrophagen schützen dann wiederum vor Infektionen und lösen zusätzlich gleichzeitig infizierende und giftige Stoffe sowie tote Zellen auf, sodass in zweiter Reihe, von der Seite des gesunden Gewebes, wieder frische junge Zellen abgelegt werden können. Der rein mechanische Heilungsprozess hat dann auf diese Weise begonnen. So wird die Wunde systematisch vom Rand in Richtung Zentrum der Wunde kleiner, bis sie gänzlich verheilt ist.

Als Naturfreund ist mir seit meiner Kindheit bekannt, wie in der freien Natur ein Ökosystem durch Biodiversität fern von Monokulturen (wie reinen Mais- und Fichtenanpflanzungen, um nur zwei bekannte Beispiele zu nennen) an Stabilität gewinnt. Analog passiert dies in unserem Körper auch in jedem Organ. Ich mache das am Beispiel des Mundes deutlich. Bringt der Patient, vorausgesetzt, er hat keine akuten Entzündungen, sein Ökosystem im Mund durch ständige Mundspülungen aus dem Gleichgewicht, gefährdet er seine ganze Gesundheit, beginnend mit dem gesamten Verdauungssystem, dessen Teil des Immunsystems, der Verdauung selbst und des gesamten Stoffwechsels, und damit der Nährstoffversorgung aller Zellen. Aus einer akuten Reaktion kann schnell eine chronische werden, wenn täglich diese Spülungen zur Anwendung kommen. So profitabel für die chemische oder pharmazeutische Industrie dauerhafte Mundspülungen sind, so unprofitabel und gefährdend sind sie für den Anwender. Das Immunsystem wird in solchen Fällen unnötig beschäftigt, was den Körper letztlich sinnlos Kraft und Energie kostet.

Als noch schlimmer empfinde ich den Konsum von Antibiotika. Selbstverständlich gibt es Fälle, die eine antibiotische Behandlung erforderlich machen. Der zahnmedizinische Bereich liegt unserem wichtigen, stark durchbluteten Organ, dem Gehirn, sehr nahe, daher kann eine Sepsis (Blutvergiftung) schnell zum Tod führen. Menschen, bei denen eine Organtransplantation, eine offene Herzoperation, eine Herzklappenoperation oder Ähnliches durchgeführt wurde, müssen natürlich mit Breitspektrumantibiotika prophylaktisch abgedeckt werden, um bei Zahnbehandlungen – und sei es nur eine einfache Reinigung der Zähne – eine allgemeine Bakterienschwemme im Blut und damit eine Infektion des vorbehandelten Organs zu verhindern. Eine Endokarditis (Entzündung des inneren Herzmuskels) kann bei Säumnis dieser prophylaktischen Maßnahme schnell lethal (tödlich) enden. Leider wird die Zahnmedizin immer noch sehr unterbewertet, auch vielfach von den Kollegen Humanmedizinern, dabei haben wir doch eine große Verantwortung für das gesamte System Körper unserer Patienten. Dennoch sehe ich den Ver- und Gebrauch von Antibiotika sehr kritisch. Trotz meiner vielfältigen chirurgischen Vergangenheit gehe ich stets mit größter Achtung und sehr respektvoll mit Antibiotika um. In meiner Praxis verschrieb ich maximal zehn- bis zwanzigmal pro Jahr Antibiotika, abgesehen von den Prophylaxefällen. Selbst eitrige akute Entzündungen ließen sich erfahrungsgemäß gut und schnell durch Entfernung der störenden Substanz, entweder des Zahnes oder des Materials regeln.

Antibiotika sollten – und so war es immer gedacht – das Mittel des äußersten Notfalles bleiben. So obliegt es unserer ärztlichen Einschätzung und Verantwortung, mit Achtung und Respekt damit umzugehen, wenn es die Industrie bei zum Beispiel der Düngung und Nahrungsproduktion bei der Zucht von Tieren schon nicht macht. Resistenzen, das heißt Unwirksamkeiten von Antibiotika gegenüber Erregern, nehmen mehr und mehr zu, und wenn der Patient selbst nicht dafür sorgt, Antibiotika nur dann einzunehmen, wenn ein wirklich dringender Notfall keine andere Wahl der Therapie zulässt, werden in zehn bis zwanzig Jahren nur noch wenige Mittel helfen. Ich habe in den ersten zwei Jahren meines Studiums gelernt und immer wieder gelehrt bekommen, dass Antibiotika bei viralen Erkrankungen keine Wirkung zeigen, ja sogar eine bakterielle Superinfektion bewirken können. Warum wird dann hierzulande oftmals bei viralen Erkrankungen und bei einer eitrigen Zahnentwicklung vielfach grundsätzlich Antibiotikum verordnet, anstatt das Immunsystem zu unterstützen oder den Herd und die Ursache zu entfernen?

Ich glaube nicht, dass ich in meiner fast vierzigjährigen Laufbahn als Zahnmediziner nur Glück mit meiner Behandlungsweise hatte.

An dieser Stelle sei bemerkt, dass ich großes Vertrauen in die Selbstheilung von uns Menschen hege, und ich meine, wir Ärzte sollten alle wieder auf dieses Vertrauen bauen. Ich bin der festen Überzeugung, dass Selbstheilung einen übergeordneten psychischen Aspekt hat, nämlich indem er, auch wenn nur unterbewusst wahrgenommen, wie ein Erfolgserlebnis auf das Immunsystem wirkt. Beim Erreichen eines hart erarbeiteten Zieles, dem Erklimmen eines Berggipfels oder einem Erfolg im Berufsleben werden Glückshormone ausgeschüttet, die unser gesamtes Wohlbefinden unterstützen. Warum soll das nicht auch bei der Selbstheilung funktionieren und einen Ansporn im Immunsystem für weitere Selbstheilungsprozesse schaffen?

Ein weiterer Abwehrmechanismus sei hier auch noch erwähnt: das Fieber oder die erhöhte Temperatur in unserem menschlichen Körper, die den Erregern das Überleben erschweren oder zumindest deren Vermehrung verhindern soll, bis unser Immunsystem nach oben geschilderter Art eingreifen kann. Allzu oft wird das Fieber durch temperatursenkende Medikamente oder Antibiotika künstlich unterdrückt. Als Begründung wird angegeben, dass Aminosäuren, Proteine und Gewebe ab 40 bis 42 °C absterben können, was bei langer Dauer sogar zum Tod führen kann. Ich bestreite das keineswegs, nur frage ich mich: Mit welcher Rechtfertigung werden dann bei Krebserkrankungen chemotherapeutische Mittel in Dosierungen und Therapielängen angewendet, die ganz sicher auch gesundes Gewebe zum Absterben bringen?

ZUSAMMENFASSUNG

Eine Inflammatio oder Entzündung bedeutet das Erkennen und Bekämpfen von unerwünschten Eindringlingen und Schädigungen des Körpers durch Traumata. Dazu stehen unserem menschlichen Körper eine Vielzahl von Mechanismen zur Verfügung. Neben mechanischen Barrieren und Flüssigkeiten, die zum Schutz dienen, hat unser Immunsystem die Aufgabe zu überwachen und zu handeln. Bestimmte Zellen im Blut, hergestellt im Knochenmark, sowie im Lymphsystem, das aus Lymphknoten und Lymphgewebe in vielen Organen besteht, wo auch weitere Zellen hergestellt werden, beherrschen diese Aufgabe mit Bravour, das heißt schnell und effektiv. Die Milz hingegen hat die wichtige Aufgabe, das Blut von Erregern, abnormen, veralteten oder toten Zellen zu befreien und das Blut zu reinigen.

Antibiotika sollten nur im äußersten Notfall eingesetzt werden, wenn keine andere Wahl bleibt. Selbst Eiterherde können zumeist ohne Antibiotika gut behandelt werden, wenn die Ursache gefunden und behoben wird. Dadurch lassen sich Resistenzen vermeiden und dem Körper wird die Chance zur Selbstheilung gegeben, auch wenn wir erst mal mechanisch durch einen Entlastungsschnitt nachhelfen müssen. Wir Menschen, die im Gesundheitswesen tätig sind, haben Tag für Tag eine große Verantwortung und sollten diese auch durch größten Respekt und größter Achtung vor den lebenden Wesenheiten zeigen.

Meines Erachtens bedeutet jeder Selbstheilungsprozess für das Immunsystem einen Ansporn, den Körper in Zukunft wieder zu retten und zu heilen.

KNIRSCHEN UND PRESSEN DER ZÄHNE

Wie wir nun also erfahren haben, sind Spannungen, Kämpfe und Aggressionen Ausdruck des marsianischen Prinzips. Werden sie von unserem Inneren nach außen gebracht, mit dem Versuch sie loszuwerden, erleben wir das oft mit Zähneknirschen oder -pressen. Der Fachausdruck dafür ist Bruxismus. Leider führt das zu bleibenden Schäden, derer wir uns nicht bewusst sind.

Psychologen sehen auch masochistische, selbstzerstörende Ansätze der Selbstvernichtung darin, wenn die Zähne nicht lediglich beim Zerkleinern von Lebensmitteln oder Schlucken eine kraftvolle Berührung erfahren. Es ist nämlich physiologisch ganz normal, dass sich beim Schluckvorgang die Unterkieferzähne mit den Oberkieferzähnen berühren, allerdings zumeist unterbewusst. Beim Zerkleinern von Lebensmitteln hingegen geschieht der Schluckakt bewusst. Fehlt dieses Bewusstsein beim Essen, verschlucken wir uns oft. Daher ist Konzentration beim Essen nicht nur entscheidend für den Genuss, das heißt das Schmecken und Empfinden der Lebensmittel, sondern auch für den korrekten Mechanismus während des Kauens. Schluckstörungen können außer Ablenkungen aber auch andere Ursachen haben. Erkrankungen des Mund- und Rachenraumes, Entzündungen,

Schmerzen, Schilddrüsenerkrankungen und Kieferfehlstellungen etwa, um nur einige zu nennen. Es obliegt uns Zahnärzten oder Hals-Nasen-Ohren-Ärzten, Schluckstörungen auf den Grund zu gehen. Kinder sollten dabei besonders genau unter die Lupe genommen werden, denn Zahnfehlstellungen können oftmals durch Korrekturen des Schluckverhaltens – wenn früh genug erkannt – sich durch natürliche physiologische Wachstumsförderung von selbst klären und regulieren. Für diese natürliche physiologische Wachstumsförderung ist die Logopädin oder der Logopäde zuständig.

Das Leben lockerer zu sehen, sich eher freiheitlich orientiert dem göttlichen Prinzip und Sein unterzuordnen und sich entspannt, sorgenfrei und druckfrei von der »Höheren Macht« führen zu lassen, sich dem göttlichen Plan im Leben gänzlich hinzugeben, erscheint immer wieder, mit aller Konsequenz, das absolute Heilmittel zu sein. Genau diese Hingabe und Demut bedürfen aber einer übergeordneten kosmischen Denk-, Fühl- und Lebensweise und eines Loslassens aller Materie und vor allem unseres so machtvollen Egos.

Als ich in den Achtzigerjahren des letzten Jahrhunderts Zahnmedizin studierte, war Knirschen und Pressen eine sogenannte »Managerkrankheit«. Manager waren schon damals bekannt als Personen, die außergewöhnlichem Stress ausgesetzt waren und angeblich viel Arbeit und viel Verantwortung auf ihren Schultern zu tragen hatten. Ich dachte mir damals als Student, als ich das hörte: Haben Menschen in anderen Berufen keinen Stress oder keine Verantwortung? Dass Extremsport, Bodybuilding, Einnahme von Medikamenten, Drogenabusus, und Alkoholismus auch zu Bruxismus führen können, wurde erst später von uns Fachärzten in Zusammenhang gebracht und genauer in Betracht genommen, um Therapiemöglichkeiten zu kreieren. Es wurde eine Schienentherapie entwickelt, die den Unterkiefer in die entspannte Lage zurückführen sollte. Jeder Mensch weiß, oder sollte vielmehr wissen, was das bedeutet. Entspannung im stomatognathen System (Kausystem) wird im Durchschnitt dann erreicht, wenn ungefähr 1 bis 3 Millimeter Abstand zwischen den Frontzähnen beider Kiefer vorhanden ist. So hat man diese Unterkieferstellung durch die entsprechende Schienenstärke künstlich produziert. Dank guten Marketings wollte innerhalb von fünf Jahren jeder eine solche Schiene haben, um sich als Manager zu fühlen, auch wenn dies auf dem Konto keine Spuren hinterließ. Aber auch Gefühle können »Berge versetzen«. Innerhalb von kürzester Zeit gab es auch plötzlich Spezialisten für TMJ (temporomandibular joint), zu Deutsch Kiefergelenksprobleme. Sie stellten Kiefergelenkbahnen durch Computeraufzeichnungen bildlich dar und verglichen diese mit »Normal-Bildern« des Kiefergelenks. Schnell wurden so pathologische Abweichungen von der Norm gefunden und als Dysfunktion bezeichnet. Die meisten Therapeuten vergaßen allerdings, die Ursache ganzheitlich zu untersuchen oder zu beobachten. Ganzheitlich denkende Therapeuten fanden nämlich oft auch Ursachen fern des Kausystems. Ich will hier nicht behaupten, dass Stress keine Ursache für diese Art Dysfunktion ist, aber zur Diagnose alleine reicht das nicht. Auch Stressbewältigung kann vielfältig erreicht werden und muss ganz individuell erkannt und therapiert werden. Zum einen geht jeder anders mit Stress um, zum anderen gibt es körperlichen, geistigen oder seelischen Stress als Ursache. Die einfachste Situation ist, wenn ein Störfeld, ein Fehlbiss oder ein Beckenschiefstand ursächlich erkannt wird. Dann wären wir gleich bei meiner üblichen Vorgehensweise. Bei der Betrachtung einer Störung ist für mich immer das Störfeld oder der Beckenschiefstand allem übergeordnet. Ist beides ausgeschlossen oder therapiert, aber zum Beispiel der Fehlbiss noch vorhanden, geht die Suche bei der Bisslage weiter. Sind alle körperlichen Ursachen beseitigt, wird der Fehlbiss vorübergehend künstlich korrigiert mittels eines dünnen Gummiplättchens von 1 oder mehr Millimetern Stärke, das je nach Bedarf zwischen die fehlgestellten Zähne gelegt wird. Dann kann auf geistiger oder seelischer Basis weiter getestet werden. Aurachirurgisch kann als Nächstes geprüft werden, ob Programme im Patienten ablaufen, die Störungen verursachen. Diese sollten sogleich behoben werden, bevor eine andere Therapie in Betracht gezogen wird. Mit dieser Vorgehensweise haben sich bereits mit wenig finanziellem Einsatz schon die meisten Probleme dieser Art in meiner Praxis lösen lassen.

Seit Jahrzehnten beobachte ich in meiner Praxis, was Prof. Dr. Rudolf Slavicek in seinem Buch »Ganzheitliche und naturheilkundliche Zahnmedizin« beschreibt, nämlich die hochkomplexen sogenannten Parafunktionen. Das ist die Funktion der Zähne außerhalb des normalen Geschehens von Kauen und Schlucken. Er ist wie ich der Meinung, dass eine einfache Therapie durch Stressmanagement nicht mehr ausreicht.

Die Überreizung durch Überflutung mit Informationen, die beschleunigte Entwicklung, die Zwänge, Bedürfnisse und zunehmenden Auflagen, der modernen Welt gerecht zu werden, stellen jeden Menschen, ob jung oder alt, vor nie dagewesene Herausforderungen.

Betrachten wir die Entwicklung der letzten fünfzehn Jahre allein anhand Vorschriften für meine Praxis, die nicht nur das »Tun«, sondern auch noch das aufwendige Dokumentieren und Aufbewahren bestimmen, so stellen wir fest, dass sich der Einsatz jedes Menschen im alltäglichen Leben vervielfacht hat. Jeder Vorgang muss genauestens überwacht und schriftlich festgehalten werden. Trotz zunehmenden Umweltbewusstseins haben diese Veränderungen beispielsweise im Hygienebereich zu extremer Zunahme von Müll durch Verpackung und Dokumentation geführt. Medizinische Geräte müssen vom TÜV und autorisierten Instituten in bestimmten vorgeschriebenen Abständen geprüft und validiert werden. Geräte mussten sogar oft ausgetauscht werden, nur weil sich Dokumentationsvorschriften geändert haben, weil alte, aber trotzdem noch voll funktionsfähige Geräte nicht digitalisierfähig waren.

Wertvolle Ressourcen sind verschwendet worden, nur um der Politik, dem neuen Gesetzbuch, der Industrie oder dem Egoismus von besonders schlauen Menschen gerecht zu werden. Die Frage nach dem Sinn der Einführung dieser Maßnahmen hinterlässt oft nur noch die Begründung von Arbeits- oder Geldbeschaffung für den Staat. Unter dem Strich bedeutet das für jeden einzelnen Menschen, ob selbstständig oder angestellt, ob in der Berufswelt tätig oder noch in der Ausbildung, dass ihm weniger zum Leben bleibt, denn alles muss finanziert werden. Wenn ich die Rucksäcke eines Schülers der ersten Jahrgangsklassen der Grundschule bis hin zum Abschluss betrachte, brauchen unsere Kinder schon fast ein Fitnesstraining, um ihre Unterlagen und Bücher täglich schleppen zu können. Ein Beispiel, dass Überreizung schon im frühesten Alter beginnt. Kein Wunder, dass viele Kinder schon vor Schulbeginn überfordert sind und schon in diesem Alter knirschen und pressen. Lippen- und Zungenpressen hat ebenso schadhafte Auswirkungen und muss unbedingt im Kindesalter bereits unterbunden werden.

Die Zungen- und Lippenmuskulatur wird überhaupt vielfach unterschätzt. Die gewaltige Kraft von Lippen und Zunge wird besonders beim präventiven Abhalten durch die zahnmedizinische Assistentin während der Arbeit in unseren Praxen deutlich.

Ein Lebensspruch meiner geliebten und weisen Frau dazu ist: »Unsere Zukunft wird nur noch funktionieren, wenn wir Menschen im ‚Wir' denken, für Egoismus ist kein Platz mehr!« Wie sollen wir aber im »Wir« denken, wenn kein Individuum mehr die Möglichkeit hat, sich selbst kennenzulernen, für sich selbst festzustellen, welche Aufgabe, »welchen Zahn in diesem großen Getriebe der Welt« jeder Einzelne übernehmen darf und soll? Alleine wegen dieser Betrachtung muss ich unsere zukünftigen Generationen dafür bewundern, mit diesen Herausforderungen klarzukommen.

Widersprüche und Konflikte werden immer mehr statt weniger. Schon unser Umweltproblem alleine birgt einen Konflikt in sich. Und das ist nur ein Problem von vielen. Viel zu wenig durchdachte Maßnahmen führen oft zu weiteren Problemen bei Entsorgung und Wiederherstellung. Wie soll da ein Mensch, der gut, richtig, ernsthaft und verantwortungsvoll handeln möchte, zur Ruhe kommen? Die Antwort liegt im konsequenten Selbstmanagement von Zeit und Thematik. Die Worte »weniger ist mehr« müssen nicht nur begriffen, sondern endlich auch gelebt werden, nicht nur im körperlichen, materiellen, sondern auch im geistigen und seelischen Sinne. Um das umsetzen zu können, bedarf es allerdings starker Prinzipien und Disziplin, täglich, stündlich, minütlich, ja sogar sekündlich, akribisch das zu filtern, womit wir uns beschäftigen. Raum und Zeit lassen sich nur bewältigen und beherrschen, wenn wir genau dieses Filtern lernen, aber auch ein tiefes Vertrauen neu entwickeln, in ein göttliches Sein, in eine göttliche, kosmische Anbindung, wieder loslassen und es geschehen lassen zu können. Jeder Einzelne von uns muss wieder lernen, dass wir nicht alles kontrollieren, beeinflussen, be- und verarbeiten können, aber auch gar nicht sollen. So finden wir zurück zur Verantwortung, Verlässlichkeit, Präzision, Achtung, Zusammenarbeit in Wertschätzung, Entspannung und Liebe, zum Vertrauen und Frieden. Dadurch kann Ruhe im Ganzen und in uns selbst auf jeder Ebene entstehen. Um dieses Ziel zu erreichen, ist es sehr hilfreich, sich einerseits darüber bewusst zu werden und andererseits den gesunden Konsens darüber zu gewinnen, was ich brauche, was ich will und was ich kann. Auch dabei zeigen sich absolut deutlich Ursache und Wirkung, wie beim Knirschen und Pressen.

ZUSAMMENFASSUNG

Egal wie Zähneknirschen oder -pressen therapiert wird, sei es durch skelettalen Ausgleich (zum Beispiel Aufhebung von Beckenschiefstand und Fehlstellung von Atlas) oder durch Auflösung von Störfeldern, Lösen von Traumata durch Aurachirurgie, möglicherweise in Begleitung von Korrekturen der Verspannungen im muskulärfaszialen Bereich oder im Bereich der Faszien verschiedener Organe durch Osteopathie, so ist es für den endgültigen Erfolg wichtig, das betroffene Muskelgedächtnis umzuprogrammieren. Diese Neuprogrammierung bedarf systematischer Übungen des Kiefers unter

Beobachtung vor dem Spiegel, begleitet von bewusstem Gefühl bei jeder durchgeführten Bewegung des Unterkiefers. Damit wird der Regelkreislauf durchbrochen und neu festgelegt. Es kann allerdings Wochen, ja sogar einige Monate dauern, bis die Neuprogrammierung voll integriert ist und unterbewusst erfolgt. Geduld mit sich selbst hat ebenfalls Priorität während der Umsetzung der Übungen und dieser Selbstbeobachtung.

> Das sechste hermetische Gesetz ist das
> **»GESETZ VON URSACHE UND WIRKUNG«:**
>
> **Jede Ursache hat ihre Wirkung und jede Wirkung hat ihre Ursache; alles geschieht gesetzmäßig.**

Laut Bundeszahnärztekammer kann beim Zähneknirschen oder -pressen ein Druck von 480 kg/cm² und mehr entstehen. Das entspricht mehr als dem Zehnfachen des normalen Kaudrucks.

UNFÄLLE UND DEFEKTE

KAPITEL 09

Wie im restlichen Körper passieren auch im Mund zahlreiche Veränderungen und Krankheiten – würde ich auf alle eingehen, würde der Rahmen des Buches gesprengt und Sie als Leser sicher gelangweilt werden. Dennoch möchte ich einige erwähnen, die mich entweder sehr beschäftigen oder mit denen ich immer wieder in eigener Praxis konfrontiert sehe.

Von zystischen Veränderungen bis hin zum bösartigen Krebs habe ich während meiner beruflichen Tätigkeit viel gesehen. Zum Glück sind krebsartige Veränderungen im Mund sehr, sehr selten, können aber sehr aggressiv sein und schnell zum Tod führen. Klammern wir meine Ausbildung in der kieferchirurgischen Abteilung der Universitätsklinik und im Bundeswehrkrankenhaus Ulm aus, sah ich in meiner langjährigen Praxis nur einen Fall mit einem Plattenepithelkarzinom•. Eine Veränderung am Zahnfleisch mit einem Durchmesser von 2 bis 3 Millimetern hat letztlich trotz vielzähliger Behandlungen nach circa neun Monaten zum Tod geführt. Wie gesagt, zum Glück war dies nur ein Fall, der mir jedoch nie mehr ganz aus dem Kopf und Herzen geht. Andere Veränderungen scheinen mir dann erwähnenswert, weil

• Ein **Plattenepithelkarzinom** *ist ein sehr aggressiver, schnell wachsender Tumor der Schleimhaut.*

sie öfter auftreten und Kindern wie Erwachsenen oft unnötige Sorge bereiten, denn gute Therapeuten können heute fast alles behandeln oder auflösen, sofern die Bereitschaft des Betroffenen dazu besteht. Von Geburtstraumata über Gendefekte bis hin zu embryonalen Fehlentwicklungen kann, wenn richtig erkannt, von den entsprechenden Spezialisten auf den Ebenen von Körper, Seele und Geist fast alles geheilt werden. So leben wir summa summarum in einer Zeit, die jede Möglichkeit der Therapie offen- und bereithält.

Bei der Amelogenesis imperfecta handelt es sich um eine genetische Erkrankung, die in einer Fehlbildung in der Struktur und Zusammensetzung des Zahnschmelzes ihren Ursprung findet. Es kommt dabei zu schmelzfreien Stellen bis hin zum kompletten Fehlen des Zahnschmelzes.

Die Dentinogenesis imperfecta ist ebenfalls eine genetische Krankheit, die jedoch häufiger auftritt als die oben genannte Schmelzerkrankung, aber letztlich zum gleichen Resultat führt und die Zähne ohne Schmelz zeigt. Beide Krankheiten nennen wir, wenn sie zusammen auftreten, Odontogenesis imperfecta. Klinisch gesehen sind die betroffenen Zähne wesentlich anfälliger für Kariesbefall und Erosion, da die weichere innere Zahnsubstanz, Dentin genannt, ohne Schutz des Schmelzes allen Einflüssen von außen frei ausgeliefert ist. In diesen Fällen ist die Abklärung mit Kollegen der Medizin sehr wichtig, um andere systemische Erkrankungen oder Defekte, die zum Beispiel den Knochen betreffen, auszuschließen. Kontrollintervalle von uns Zahnmedizinern müssen bei diesen Patienten drastisch verkürzt werden. Mundhygienemaßnahmen wie besondere Ernährung sowie medizinische und ganzheitliche Betreuung sind von größter Bedeutung, um den Betroffenen beste Prophylaxe angedeihen zu lassen. Mit eventueller baldiger prothetischer Versorgung durch Überkronung der befallenen Zähne können jedoch sehr gute Prognosen erwartet werden und Zähne dieser Art lange erhalten bleiben.

Nicht angelegte Zähne können, wie schon im früheren Kapitel »Entstehung der Zähne« erwähnt, ebenfalls, wenn früh diagnostiziert, gut behandelt werden. Kieferorthopäden sind darauf spezialisiert, zusammen mit uns allgemeinen Zahnärzten Behandlungen zu generieren, die diesen Patienten trotzdem eine befriedigende, gesunde Kaufunktion ermöglichen. Zähne können durch kieferorthopädische Apparate während des Wachstums so bewegt werden, dass Lücken, die durch fehlende Zähne entstanden sind, verkleinert oder geschlossen werden können. Prothetische Versorgung durch festsitzende Brücken bis hin zum Setzen von Implantaten sind Methoden, die dauerhaft gute Resultate zeigen und betroffenen Menschen zig Jahre bis ein Leben lang helfen. Weitere Ereignisse, die vielen Menschen Angst und Sorge bereiten, sind Unfälle, die das Kausystem schädigen können. Nicht nur die Ästhetik, sondern auch die Funktion kann dabei vielfach betroffen sein.

Verkehrs-, Sport- und Freizeitunfälle sind oft mit Zahn- und Knochenfrakturen im Mittelgesicht und Unterkiefer verbunden. In den kieferchirurgischen Abteilungen von Unfallkliniken lassen sich alle Knochenbrüche sehr gut behandeln, das heißt Knochen reponieren und bis zur Ausheilung fixieren. Äußerliche Narben bleiben dabei kaum sichtbar, da in fast allen Fällen vom Inneren des Mundes aus gearbeitet wird. Unterkieferfrakturen müssen oftmals durch Verdrahtung von Oberkiefer und Unterkiefer stabilisiert werden, so muss sich die Ernährung auf flüssige Lebensmittel beschränken, möglicherweise bis zu sechs Monate lang. Zahnfrakturen können hingegen zumeist konservativ mittels moderner Kunststoff-Adhäsiv-Technik funktionsgerecht und ästhetisch vorbildlich, das heißt mit dem freien Auge nicht erkennbar, restauriert werden. Größere traumatische Veränderungen (Läsionen) von Zähnen werden heute ästhetisch dauerhaft mit vollkeramischen prothetischen Arbeiten versorgt. Wurzelfrakturen, wenn im Winkel bis maximal 3 Millimeter unter den Zahnfleischrand reichend, sind ebenfalls gut behandelbar. Je weiter sich allerdings die Fraktur einer Längsfraktur annähert, desto schwieriger bis unmöglich wird es, den Zahn zu erhalten. Nur mehrwurzelige Zähne lassen sich dann mit guter langfristiger Prognose erhalten. Dabei müssen vielfach die frakturierte Wurzel entfernt und mittels Wurzelbehandlung und Stabilisierung eines Stiftes die noch vorhandene(n) Wurzel(n) prothetisch mit Kronen versorgt werden.

Ein neues Syndrom, das uns Therapeuten in den letzten Jahren Sorge bereitet, sind die sogenannten Kreidezähne, die auf die Molaren-Inzisiven-Hypomineralisation, kurz MIH genannt, zurückgeführt werden. Es handelt sich dabei um eine Schmelzbildungsstörung, die vorwiegend die ersten Molaren und die zentralen Schneidezähnen (Inzisivi) betrifft. Werden nicht genug Mineralien in den Zahnschmelz eingebracht und gebunden, liegt das innere Dentin frei, was zu starker Empfindlichkeit auf thermische, chemische und Säure-Base-Veränderungen im Mund führt. Im Alltag problematisch kommt noch hinzu, dass befallene Zähne zudem auf Berührung schmerzhaft reagieren. Das hat zur Folge, dass Kinder diese Zähne nicht nur beim Essen, sondern auch bei der Pflege meiden. Sind viele Zähne betroffen, verlieren diese Patienten sogar die Lust am Trinken und Essen. Eine noch stärkere Degeneration der Zähne durch zusätzlichen Kariesbefall ist somit vorprogrammiert.

Laut Statistiken ist eines von zehn Kindern davon betroffen, daher wird bei MIH bereits von einer Volkskrankheit gesprochen. Leider ist die Ursache noch nicht geklärt. Es wird aber davon ausgegangen, dass MIH eine Reaktion auf Umwelttoxine (Gifte), insbesondere auf Bestandteile von Kunststoffen, die durch die Nahrung aufgenommen wurden, ist. Da primär die ersten permanenten Backenzähne und die permanenten mittleren Schneidezähne betroffen sind, scheint es, dass die Einwirkung zwischen dem achten Schwangerschaftsmonat und dem sechsten Lebensjahr stattfindet, denn das ist der Zeitraum, der dem Wachstum dieser Zähne zugeordnet werden kann. Ich halte Umwelttoxine und Zusatzstoffe aus Kunststoffen durchaus für eine mögliche Ursache für Kreidezähne, allerdings ist dabei unverständlich, warum erstens genau in diesem Zeitraum des Wachstums der Einfluss stattfindet und nicht später auch noch und zweitens, warum nur primär die oberen 1er und die 6er betroffen sind und nicht alle Zähne befallen werden.

Die Behandlung von MIH stellt die Medizin vor eine große Herausforderung.

1. Solange die Ursache nicht geklärt ist, wissen wir nicht, wo wir ansetzen sollen.

2. Früherkennung ist sehr aufwendig bis nahezu unmöglich. Deshalb ist Prophylaxe schwierig.

Wir vermuten jedoch, dass ein Mangel an Vitamin D, das für die Einlagerung von Mineralien in den Zahnschmelz, insbesondere von Phosphor und Calcium, verantwortlich ist, eine Rolle spielt. Bis vor zehn Jahren haben wir Zahnärzte in Zusammenarbeit mit Kinderärzten Vitamin D in Verbindung mit Fluoriden verabreicht. Jedoch wurde das Vitamin mit zunehmender Aversion gegen Fluor, insbesondere um die Schilddrüse zu schützen, vernachlässigt.

Übergeordnet lässt sich dazu eine Verknüpfung mit der Psyche herstellen. Beziehen wir den seelischen

Aspekt mit ein, so stellen wir laut Jacques Martel (Martel, 2018, S. 616–619) eine Verbindung zwischen den oberen zentralen Schneidezähnen her, also zwischen dem rechten Zahn 11 und dem Vater, dem männlichen Anteil des Menschen, sowie zwischen dem linken Zahn 21 und der Mutter, dem weiblichen Anteil. Die 6er zeigen angeblich, wie der Mensch allgemein in seinem Leben seinen Platz einnimmt. Sind diese Zähnen mit Karies befallen, so wäre dies sinnbildlich so zu deuten, dass die Betroffenen einem emotionalen Druck nicht mehr standhalten können und die Substanz dadurch weich wird. Martel sieht als Grund dafür eine tiefe innere Verletzung oder einen Konflikt auf der Ebene, der die Zähne zugeordnet sind. Das würde also bedeuten, dass ein Konflikt bestand oder besteht oder emotionaler Druck von den Eltern und der Familie ausgeübt wurde oder wird, denn es sind in diesem Alter die Eltern und die Familie, die primär über den Platz bestimmen, den das Kind einnimmt.

In den letzten Jahrzehnten wurden weltweit immer häufiger künstliche Befruchtungen durchgeführt. Je häufiger sie stattfinden, desto scheinbar risikoärmer und selbstverständlicher werden sie. Dennoch sei gerade in diesem Kontext betont, dass diese Befruchtungen vielfach außerhalb des Körpers vorgenommen werden, also, wenn man so will, im Sinne der Natur gezwungenermaßen, ohne freien Willen. Auch wird schon versucht, das Geschlecht festzulegen, was einen Konflikt im heranwachsenden Wesen bewirken kann. Es kann den damit einhergehenden Schmerz in diesem Zustand nicht bewusst ausdrücken, und darum macht er sich möglicherweise über empfindliche, geschwächte Zähne bemerkbar. Es müssen in jedem Fall weltweite Studien betrieben werden, um die Ursache für MIH zu klären, denn erst dann kann gezielt auf allen Ebenen gehandelt werden. Im Zuge dessen wäre es interessant zu prüfen, in welchem Verhältnis künstliche Befruchtungen zu MIH-Patienten stehen. Ich persönlich hatte Gott sei Dank, aber unerklärlicherweise trotz der angeblichen Häufigkeit noch keine Auffälligkeiten in meiner Praxis, die mich MIH diagnostizieren ließen.

Sogenannte Atlas-Spezialisten sind davon überzeugt und beweisen es täglich bei ihrer Arbeit, dass der Atlaswirbel (oberster Halswirbel) bestimmend für das ganze skelettale System ist. Es ist dieser Wirbel, der über die Stellung der gesamten Wirbelsäule und damit unter Umständen über den restlichen Körper entscheidet. Faszien halten die Organe am Skelett. Wenn aber dieses Skelett nicht richtig steht, stehen Faszien und damit korrespondierende Organe unter Spannung, was Stress nicht nur auf der körperlichen Ebene nach sich zieht. Schwangerschafts- und Geburtstraumata sowie Unfälle zählen zu den häufigsten Ursachen von skelettalen Fehlstellungen. Stellen Sie sich vor, wie Sie in ihrem Auto sitzen und ein anderes Fahrzeug auf Ihres auffährt, während Sie vor der Ampel stehen und auf Grün warten. Der menschliche Kopf eines Erwachsenen wiegt zwischen 3 und 4,5 Kilogramm. Durch die kinetische Energie des Aufpralls des anderen Autos wird die Masse des Kopfes vervielfacht. Trotz Kopfstütze muss der Körper – in diesem Fall vor allem die Halswirbelsäule (HWS) – einen Großteil davon abfangen. Jeder, der schon öfter drei bis vier Literflaschen Wasser oder Ähnliches vom Einkaufswagen zum Auto geschleppt und in den Kofferraum gehoben hat, kann sich vorstellen, was es bedeutet, wenn diese Masse in Bewegung gerät und aufgefangen werden muss und zu welch gewaltsamen Veränderungen es bei einem Unfall innerhalb von Sekunden in unserer Wirbelsäule kommen mag. Da unser Unterkiefer über das Kiefergelenk mit dem Schädel und damit indirekt der HWS verbunden ist, ist ein Trauma dieses Systems leicht denkbar, wodurch eine Fehlregulation der Muskel- oder Gelenkfunktion des Kiefergelenks, die wir Therapeuten als Craniomandibuläre Dysfunktion (CMD) bezeichnen, entstehen kann. So stellen wir immer wieder fest, dass alles mit allem zusammenhängt, dass im Mikro- wie im Makrokosmos unseres Körpers alles verbunden ist.

Leider werden diese Fehlregulationen oft viel zu spät erkannt und behoben. Osteopathen und Atlas-Spezialisten können vielfach schon in einer Sitzung wahre Wunder bewirken. Diese Spezialisten schaffen es, Traumata auf besonders sanfte Weise zu lösen.

Meine Empfehlung daher:

1. Schon im Säuglingsalter sollte jedes Kind durch die Osteopathie überprüft und behandelt werden, um mögliche Geburtstraumata so früh wie möglich bereits vor dem Erwachsenenalter regulieren zu können.

2. Nach jedem Unfall oder Sturz ist es dringend erforderlich, das Skelett durch die Osteopathie auf Traumata prüfen zu lassen.

Spezialisten für Osteopathie und Atlas brauchen vielfach nicht einmal ein Röntgenbild oder Ultraschall zur Diagnose, sondern alleine ihre Hände und ihr Gefühl. Für mich sind diese Therapeuten die erste Adresse, um Körper, Seele und Geist wieder in Einklang zu bringen, denn ihre Behandlung spart Geld, Zeit und Medikamente und verkürzt die Beschwerdedauer. Das Erstaunliche ist, dass auf diese Weise gleichzeitig Schockzustände auf jeder Ebene aufgelöst werden. So wird die Zusammenarbeit mit diesen Kollegen zur Freude für mich und zum absoluten Gewinn für den Patienten.

Ein letztes Trauma, das hier nicht fehlen darf, ist der ausgeschlagene Zahn. Wer hat nicht schon einen Freund oder ein Familienmitglied mit einem ausgeschlagenen Zahn erlebt. Der damit verbundene Schock war immer groß und die Angst, dass etwas Schwerwiegendes zurückbleiben könnte, steckt auch noch nach Ende der Therapie in Mark und Bein. Betrifft das Trauma ein Kind, bekomme ich von den Eltern völlig konsterniert und aufgeregt die erste Frage gestellt: »Herr Doktor, ist es ein bleibender Zahn?« Die Antwort lautet zumeist: »Nein, keine Sorge!« Die Reaktion, die folgt: »Gott sei Dank!« Ich denke mir dann oft (und tue das auch kund), dass die Milchzähne wohl ganz arm dran sind, denn sie scheinen ja nicht wichtig zu sein, nach dem Motto: Sie haben ihren Zweck erfüllt, es kommen ja die nächsten. Doch weit gefehlt, denn wie schon im früheren Kapitel, »Entstehung der Zähne« beschrieben, haben die Milchzähne erst ihren Sinn und Zweck erfüllt, sobald deren Wurzeln durch die permanenten Nachfolger abgebaut und aus dem Kiefer geschoben worden sind. Dieser Vorgang sollte idealerweise von der Natur übernommen werden. Wird ein Teil eines Zahnes ausgeschlagen, lässt sich dieser fast immer konservativ durch einen Kunststoffaufbau für viele Jahre restaurieren, bis später eventuell ein Veneer, eine Teilkrone oder eine Vollkrone gefertigt werden soll. Die meisten Frontzähne leiden unter einem versehentlichen Schlag gegen eine Flasche, die zum Trinken an den Mund angesetzt wurde. Wurde ein Zahn gänzlich ausgeschlagen, egal ob Milch- oder permanenter Zahn, so ist es von entscheidender Wichtigkeit, den Zahn zu bergen. Gleichgültig, wie dreckig er in dem Moment sein mag, er hat gute Chancen, seinen alten Platz im Mund wiederzufinden und einzuheilen. Der Ausgeschlagene hat jedoch die beste Chance, wieder erfolgreich einzuwachsen, wenn er entweder im Mund des Kindes belassen oder in Milch gelegt wird, bis ein Zahnarzt ihn reponieren kann. Studien haben gezeigt, dass die höchste Erfolgsrate bei der Wiedereingliederung dann besteht, wenn der Zahn innerhalb von einer Stunde wieder im dafür vorgesehenen Zahnfach landet. Die Chancen sind dann sogar sehr hoch, dass der Zahn wieder nerval innerviert und vital wird. Selbst für uns Ärzte ist es immer wieder faszinierend und spannend zugleich, wozu der Körper fähig ist, wenn wir ihm nur die Möglichkeit zur Heilung geben und ihm vielleicht etwas dabei helfen.

ZUSAMMENFASSUNG

Unfälle und Defekte von Zähnen sind oft von Schock und Sorge begleitet, ob der normale, gesunde Zustand wieder hergestellt werden kann. Die moderne Medizin und Zahnmedizin ermöglicht heute, auf jeder Ebene von Körper, Seele und Geist durch hervorragende Therapien, Auswirkungen wie oben beschrieben, beherrschbar zu behandeln. Ich bin zuversichtlich, dass selbst neue Krankheiten wie die »Kreidezähne« in Zukunft erfolgreich therapiert werden können, wenn wir nicht aufhören, Ursachen zu hinterfragen und wissenschaftlich zu forschen. Es ist doch für jeden von uns Menschen beruhigend zu wissen, dass es für fast alle Situationen von Defekten und Unfällen die Bereitschaft und das Wissen zur Abhilfe gibt.

ZÄHNE – TOR ZU SEELE & GEIST

KAPITEL 10

Betrachten wir die Entwicklungsstadien des Menschen, dann steht am Anfang das Babyalter. Zu diesem Zeitpunkt sind noch keine Zähne vorhanden. In diesem Wachstumsalter sind die Lippen als das Tor zum Universum nach außen hin und zur Seele und dem Geist nach innen hin anzuschen. Dieses Tor ist noch weich, noch formbar, sehr spürig, also im Tast- und Geschmackssinn sehr ausgeprägt. Hier vereint sich Intuition und Materie und schafft eine individuelle Interpretation und Definition. So ist gut verständlich, warum in diesem Alter alles am liebsten mit den Lippen erforscht und in den Mund gesteckt werden will. Beginnend mit dem ersten Kuss, der Berührung der Babylippen und der mütterlichen Brust, öffnet sich die Welt zu Nahrung, zum heimeligen Wohlgefühl, zum familiären Sein. Es entsteht ein Kontakt zur Außenwelt. Babys und Kleinkinder nehmen alles noch mit Gefühl und Intuition wahr, dazu passen auch die Weichheit, Zartheit und der hohe Empfindungsgrad, aber auch die Verletzlichkeit der Lippen.

Mit zunehmendem Alter treten im Mund die Zähne in Erscheinung, und mit steigender Härte der Nahrung wird auch die psychisch zu verdauende Kost härter. Hermetische Gesetze und die irdische Realität müssen verdaut werden, fern von jeglicher Schutzhülle des Mutterleibes. So wird nach und nach auch der Zugang zum Inneren der heranwachsenden Menschen durch die härteste Substanz im Körper, die Zähne, wie eine eigene Schleuse geschützt. Nicht mehr die Lippen alleine ertasten, sondern das Beißen definiert eine neue Qualität über die Härte von Substanzen. Auch das erste seelische und geistige »Durchbeißen« beginnt bereits in diesem Alter, da die Dualität von Licht und Schatten einerseits noch auf der Gefühlsebene, aber andererseits schon als reale Welt erlebt wird. Für viele Heranwachsende ist das ein Kompromiss bis hin zu einem Konflikt. In meiner Praxis ist es keine Seltenheit, dass schon sehr junge Kleinkinder nachts mit den Zähnen knirschen oder pressen, sich also mit diesen Themen bereits auseinandersetzen und versuchen, diese zu verarbeiten.

Ähnlich verhält es sich mit dem Atem, der sowohl primär unbewusst im Besonderen nachts, wenn wir schlafen, aber bei höherem Bedarf an Sauerstoff durch körperliche Anstrengung oder Aufregung bewusst gesteuert wird. Da vorwiegend »ES atmet«, beschäftigt sich kaum jemand damit, wie wichtig die Atmung wirklich ist. Die moderne Wissenschaft hat erforscht, dass nicht der Sauerstoff, sondern die erhöhte Kohlendioxidproduktion im Körper, durch vielerlei Rezeptoren getriggert, den Atemfluss reguliert. Faszinierenderweise schützt der Körper sich vorrangig gegen die Ansammlung des schädlichen Gases Kohlendioxid (CO_2). Aus diesem Grund wird Atmen völlig falsch praktiziert und auch falsch im Lungengedächtnis und unserem Geist gespeichert. Wir sollten also grundsätzlich mehr Wert auf das Ausatmen legen, wenn wir bewusst atmen. Das Einatmen funktioniert ganz von selbst, so kann gar keine Atemnot entstehen. Es gibt allerdings eine Ausnahme in unserem Leben. In dem Augenblick gleich nach der Geburt ist das Einatmen von größter Bedeutung. Obgleich auch dieser Vorgang unbewusst geschieht, bestimmt er über Leben und Tod. Manchmal muss die Geburtshelferin durch einen Klaps auf den Po nachhelfen, denn der darauffolgende Schrei regt die Atmung an. Während des Schreiens wird allerdings vorwiegend durch den Mund geatmet, was für den Säugling aber nicht so wichtig ist. Während des Saugens an der Brust hingegen muss er durch die Nase atmen. Saugen an der Brust vermittelt Ruhe, Geborgenheit, Liebe und Sicherheit. Diese Qualitäten werden auf diesem Weg bereits sehr früh unterbewusst gespeichert und tief mit dem Atmen verankert (vorausgesetzt, die Mutter nimmt sich Zeit für ihr Kind). Ebenso ist die Atmung durch die Nase während des Wachstums bedeutungsvoll. Nicht nur ist die Belüftung des nasalen Raumes inklusive der Kiefer-, Nasennebn- und Stirnhöhlen für die direkte Sauerstoffversorgung des Gehirns wichtig, auch fördert die Nasenatmung die Ausdehnung des Mittelgesichts und damit das Wachstum der Kiefer und schafft daher auf natürliche Weise Platz für die nachkommenden permanenten Zähne. Diese Nasenatmung hat zudem viele gesunde Nebeneffekte. Die eingeatmete Luft wird gefiltert und befeuchtet, bevor sie in die Lungen eintritt. Man könnte fast sagen, dass die Nasenatmung eine Schutzschleuse darstellt. Ich hatte das Glück, in jungen

Schuljahren einen Sportlehrer zu haben, der jeden einzelnen von uns Schülern bei den ersten Langstreckenläufen beobachtete und begleitete. Ich kann mich noch gut erinnern, als ich bei meinem ersten 400-Meter-Lauf das Gefühl hatte, fast zu ersticken. Der Lehrer erläuterte mir, dass ich völlig falsch geatmet hätte. Meine fehlerhafte Konzentration auf das Einatmen ließ mich in Panik geraten und meine Zwerchfellmuskulatur verspannte sich zunehmend und ließ immer weniger Platz für den erforderlichen Luftaustausch. Ich fokussierte mich von da an mehr auf das Ausatmen durch den Mund, und schon war ich beim folgenden Training ruhiger und sicherer. Da ich nie ein Sprinter oder Liebhaber des Kurzstreckenlaufs war, wurden Langstrecken zu meinem Steckenpferd, was mir später bei den Gebirgsjägern sehr zugutekam. Da die Zähne die absolute Stütze des Mittelgesichts sind, sind sie nicht nur für die Anatomie und Ästhetik des gesamten Gesichtes verantwortlich, sondern auch für den Resonanzraum und damit die Stimme von Bedeutung. Roland Lackner erklärt in seinem Buch »Zähne und Spagyrik«, dass der Oberkiefer »der geistigen Welt und unserer Spiritualität entspricht«.

Philosophische Ideen bleiben Theorien, solange sie nicht bewiesen werden, und sie werden nicht bewiesen, solange kein Bedarf besteht, sich keiner die Mühe macht oder keiner den Willen dafür besitzt. Auch wenn ich es nicht beweisen kann, so erscheint es für mich logisch, dass der Oberkiefer durch den Äther und über die Luft sowie die Zähne, die Kieferhöhlen und die Stirnhöhlen der

Geist genährt wird. Feinschmecker, insbesondere Wein-Connaisseure, sprechen dem Gaumen die einzigartige Geschmacksgabe zu. So wird beim Probieren, Einschätzen und Bewerten vielfach der Wein mit Luft vermengt (airiert), dabei mehrfach durch die Zähne getrieben, um die tief verborgenen Geschmacksnoten über den dahinterliegenden Gaumen erkennbar zu machen und damit dem Geist zuzuführen. Von der Zunge, dem Mundboden und dem Unterkiefer gefasst, wird er dann dem Magen zugeführt, wo er die Seele bereichert. Zur Belustigung und Verdeutlichung ein Spruch von einem anonymen Dichter, der sich Bacchus nennt:

> Wein vergoldet jeden Tag,
> scheucht hinweg des Daseins Plag,
> macht die Menschen froh und heiter,
> ihren Geist sehr viel gescheiter,
> lässt das Leben schön erscheinen,
> die Gedanken Gutes meinen,
> lässt uns all zu Freunden werden,
> friedlich wird es dann auf Erden.
> Wer den Wein so klug genießt,
> Freude aus den Sternen liest,
> merkt an seines Herzens Schlag:
> Wein vergoldet jeden Tag.

Hier wird verdeutlicht, dass nicht nur die Moderne die Verbindung von Mund zum Geist einerseits und zur Seele andererseits erkennt. Der Wein ist dabei nur ein Beispiel und kann auf jedes Lebensmittel übertragen werden. Die Übertragung von Information und Energie lässt uns verstehen und erkennen, wie Wahrnehmung im Mund funktionieren kann. Ein Kind folgt, wie schon erwähnt, noch gänzlich seinen natürlichen Gefühlen. Dies sehen wir daran, wenn es ertastet und schmeckt, was guttut, ähnlich, aber nicht ganz so ausgeprägt wie bei Tieren und Pflanzen. Einmal erwachsen geworden, lassen wir Menschen uns zu sehr von anderen Eindrücken und dem optischen Sinn leiten, statt von der Natur. Werbepsychologen haben das erkannt und Methoden entwickelt, um den Konsumenten über die Augenwahrnehmung zu beeinflussen, sodass seine intuitive Beurteilung des Geschmacks durch künstliche Geschmacksverstärker oft fehlgeleitet wird. Genussmittel machen da oft eine Ausnahme. Trotz der äußerlichen Aufmachung, die uns geschickt anziehen soll, übernimmt hier der Geruchs- und Geschmackssinn die Definition für Qualität und individuelle Meinung und Bevorzugung.

Obwohl Lippen, Zunge und Schleimhäute unumstritten die erste Empfindung wahrnehmen, sind es die Zähne, die während des Zerkleinerns der Speisen, des Kauens der Flüssigkeit, wie zum Beispiel des Weines, deren Säfte, Eiweißstoffe und Aminosäuren, Vitamine, Mineralien und andere Bestandteile wie zum Beispiel

Geruchs- und Geschmacksstoffe freisetzen, mit dem Speichel vermengen und für die Vorverdauung bereitstellen.

Meine These ist, dass über den Zahnschmelz, obwohl es sich dabei um härteste, »tote«, und nicht von Nerven durchzogene Substanz handelt, Informationen an das Gehirn und die Seele weitergeleitet werden. Ähnlich wie bei Nägeln und Haaren würde hier ebenfalls die feinstoffliche Übertragung sichtbar und erklärbar. Dennoch bleibt der Zahnschmelz, wenn er mit Substanzen wie Speisen in Berührung kommt, unabhängig von ihrem pH-Wert, ihrer Temperatur und chemischen Zusammensetzung, stets absolut geschmacksneutral, was wir nicht von allen zahnärztlichen/zahntechnischen Materialien behaupten können.

ZUSAMMENFASSUNG

Zusammenfassend sei gesagt, dass ich der Meinung bin, dass die Zähne viel mehr mit Bereitstellung für Geschmack und Geruch zu tun haben, als viele denken, und damit auf feinstofflichem Weg den Geist über das Gehirn und die Seele über den Magen nähren. Kindern ist diese Fähigkeit noch zu eigen und sie haben eher noch ein Gespür dafür, was guttut und was nicht. Vielfach fehlgeleitet haben wir Erwachsenen den Sinn für Geschmack verloren und werden oftmals durch die Begleitung von Connaisseuren zurückgeführt zur Natur des Schmeckens und Riechens.

(Chinesische Weisheit)

> Je aufrichtiger und stärker unsere Gefühle sind, desto süßer werden die Früchte sein.

DANKSAGUNG

Größter Dank gilt meiner viel geliebten Gemahlin, die nicht nur die Idee in den Äther implantierte, sondern durch ihre liebevolle, beständige und überzeugende Art mich trotz allem Zweifeln dazu bewegte, dieses Buch zu schreiben und mir jegliche Unterstützung zukommen ließ, die ich benötigte.

Herzlicher Dank sei dem gesamten Pageturner-Team gewidmet, im Besonderen Annette Hildebrand und Isabella Kortz für ihre exzellente ganzheitliche Begleitung, Betreuung und Beratung auf allen Ebenen, sowie Sania Haschemi für Ihre brillante designerische Fähigkeit und Umsetzung unserer Wünsche.

Meinem Praxis-Team – und besonders meiner verehrten Kollegin Dr. Ingrid Schlarb, die mich jahrzehntelang ganzheitlich begleitete und mit mir gemeinsam unsere Gemeinschaftspraxis zum Erfolg führte, sei herzlich gedankt.

Meiner Zwillingsschwester danke ich für ihren Glauben an meine persönlichen Gaben und dass Sie mich stets teilhaben ließ an ihren naturheilkundlichen Fortbildungen und ihrer eigenen Entwicklung.

Schließlich danke ich all meinen Patienten, die mir in den vergangenen Jahrzehnten ihr Vertrauen schenkten, den Bogen im ganzheitlichen Sinne immer weiter zu spannen und mir den Anreiz gaben, nie mit dem Hinterfragen aufzuhören.

Damit verbunden sei all meinen Ausbildern innerhalb und außerhalb der Universität herzlichst gedankt, da sie die Grundlagen für mein Denken und Fühlen stimulierten und förderten.

> Es ist noch nie ein Meister vom Himmel gefallen.

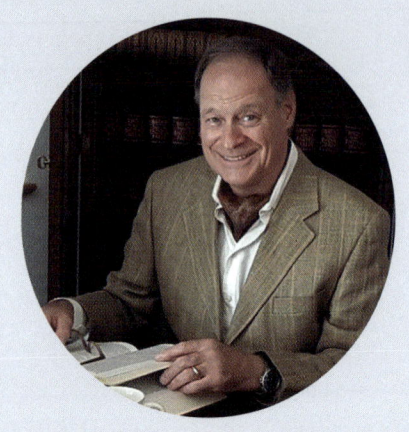

ÜBER DEN AUTOR

Dr. med. dent. Thomas H. Zell, geboren 1956 in München, verdiente sich während seiner Schulzeit nebenbei Geld im elterlichen Elektroinstallationsbetrieb. Anstatt diesen später zu übernehmen und seinen Elektromeister zu absolvieren, folgte er dem Ruf seines Herzens und studierte Zahnmedizin an der Georgetown University, Washington, D. C., USA. Er spürte intuitiv, dass er helfen wollte zu heilen. Mit dem Titel »Doctor of Dental Surgery« (DDS) kam er 1986 nach Deutschland zurück. Vier Jahre später gründete er seine eigene Praxis mitten im Zentrum von Rosenheim. Die Universität Ulm verlieh ihm 1992 den Titel »Dr. med. dent.« Bis zum heutigen Tag ist er regelmäßig auf Kongressen und Fortbildungsveranstaltungen anzutreffen. Sein Hauptaugenmerk liegt dabei auf naturwissenschaftlichen und ganzheitlichen Behandlungsmethoden. Man nennt ihn auch »den Zahnarzt mit der Rute«, weil er mithilfe eines Tensors (einem Testgerät für energetische Zustände) an die Wurzel der Ursachen geht.

SCHLUSSWORT

Leider musste ich im Laufe meines beruflichen Lebens eine zunehmende Entmündigung der Menschheit und der Patienten, insbesondere in Deutschland, erleben. Neue Gesetze oder Änderungen von bestehenden Gesetzen haben uns immer mehr eingeschränkt. Trotz der Wiedervereinigung wurden Freiheit und Demokratie mehr und mehr dezimiert, sodass diese damit verbundenen Qualitäten für mich heute nur noch auf dem Papier existieren. Die zunehmende Überwachung durch den »Staat« machte aus uns Deutschen nur noch ausführende, gutmütige »Schafe« ohne Selbstverantwortung und hinterfragende Selbstbestimmung. Ich habe den Staat in Anführungszeichen gesetzt, weil eigentlich wir Bürger der Staat sein sollten, so habe ich es einmal in der Schule gelernt, was durchaus Sinn macht, aber nicht mehr umgesetzt wird.

Akten lassen sich gut füllen mit jedweder Art von Nachweisen. Selbst der für uns Ärzte und Therapeuten über Jahrhunderte beschützte, »heilige« Datenschutz, als ärztliche Schweigepflicht bekannt, hat keinerlei Bedeutung mehr, und der gesunde Menschenverstand und eine menschliche Moral scheinen unerwünscht, solange das Geld die Welt regiert. Versicherungen inklusive Krankenversicherungen haben fusioniert und sich Großkonzernen angeschlossen, somit wollen Aktionäre ihre jährlichen Gewinnausschüttungen, während die Versicherten, die brav ihre Beiträge einzahlen, immer weniger Leistungen bekommen. Parallel muss das Gesundheitswesen Gewinne erwirtschaften und nebenbei wächst der Bürokratismus um das Zigfache. Nicht nur die Bewältigung dessen muss finanziert werden, auch lassen vielfache Kontrollmechanismen auf mehreren Ebenen die

Kosten weiter explodieren. Ähnlich exponentiell stieg der Einfluss der Industrie auf Politik, Verbraucher und Mensch im Allgemeinen. Gelder für soziale Leistungen, die einmal schwer und lange erkämpft worden sind, finden anderweitig Verwendung.

So komme ich hier zu dem Schluss, dass es nicht mehr ausreicht, wenn wir schimpfen oder diskutieren, um der ökonomischen Macht der pharmazeutischen und chemischen Industrie entgegenzuwirken. Vielmehr müssen wir uns doch vergegenwärtigen, welch eine Macht wir als Konsumenten tragen.

Zwei weise Sätze können uns dazu bewegen, mehr Mut dafür aufzubringen, uns unserer Macht bewusst zu werden und diese auch zu nutzen.

Carl Sandburgs Ausspruch bekam in den 60er-Jahren durch den Antikriegs-Slogan zur Zeit des Vietnamkrieges eine neue Bedeutung und Aufmerksamkeit: »Stell Dir vor, es ist Krieg und keiner geht hin!«

Dann haben wir noch die Weisheit von Alfred Herrhausen: »Wir müssen das, was wir denken, auch sagen. Wir müssen das, was wir sagen, auch tun. Und wir müssen das, was wir tun, auch sein!«

Schließlich wünsche ich mir, mit diesem Buch alle Therapeuten dazu anzuregen, wieder offen und interdisziplinär zu denken und zu handeln, um das Wohl unserer Mitmenschen nach bestem Wissen und Gewissen in den Vordergrund zu stellen.

Befolgen wir den Leitsatz, die Goldene Regel aus dem Alten Testament: »Du sollst deinen Nächsten lieben wie dich selbst.« (3. Mose 19,18) Oder andersherum ausgedrückt: »Was du nicht willst, das man dir tu', das füg auch keinem andern zu.«

Leitsätze dieser Art sollen uns zurückführen zu Achtung, Würde und Respekt vor dem Sein, dem Leben, der Schöpfung, der Freiheit und dem freien Willen (aber auch der Verantwortung sich selbst gegenüber) jedes Individuums, über sich selbst entscheiden zu dürfen.

In diesem Sinne habe ich die Hoffnung, dass, wenn Therapeuten aller Art zusammenarbeiten, wir ein Optimum an Selbstheilung erreichen und damit die Grundlage für eine gesunde Gesellschaft schaffen können. Ein Gedanke von Albert Einstein soll uns anregen:

»Es gibt zwei Arten zu leben: entweder, als wäre nichts ein Wunder, oder als wäre alles ein Wunder!«

Letztlich liegt die Entscheidung in unserer Hand. Ich bin der festen Überzeugung, auch die Entscheidung über Krankheiten und Gesundheit.

Auf diesem Weg möchten alle Mitwirkenden dieses Buches Hoffnung schenken.

Es ist mir ein besonderes Anliegen, gerade dieses Buch mit folgenden Worten abzuschließen:

Ich wünsche mir für die Zukunft ein offenes, freies Gesundheitswesen mit Achtung, Respekt, Freiheit und Frieden vor und für jedes Geschöpf. Mögen sich alle Therapeutinnen und Therapeuten zusammenschließen, um gemeinsam für das Wohl unserer Mitmenschen zu sorgen.

LITERATURVERZEICHNIS

Adler, Ernesto Dr.: Störfeld und Herd im Trigeminusbereich. Ihre Bedeutung für die ärztliche und zahnärztliche Praxis. GGM Gesellschaft für Ganzheitliche Medizin, Heidelberg, 5. erweiterte Auflage 2004, ISBN 3-00-013678-9

Bhaskar, S. N. BDS, DDS, MS, PhD: Synopsis of Oral Pathology, The C. V. Mosby Company, St. Louis, Toronto, London, 6th edition 1981, ISBN 0-8016-0685-3

Bunkahle, Andreas: Medizin und Astrologie. Theoretische und praktische Fundamente für Diagnose und Therapie von Krankheiten mit dem Horoskop. , BoD – Books on Demand, Norderstedt, 2. Auflage 2017, ISBN 978-3-8334-4035-9

Caffin, Michèle: Was Zähne zeigen. Aurum in Kamphausen Media GmbH, Bielefeld, 14. Auflage 2018, ISBN 978-3-89901-387-0

Egner, Thorbjörn: Karius & Baktus. cbj Kinder- und Jugendbuchverlag in der Verlagsgruppe Random House, München, 8. Auflage 2018, ISBN 978-3-570-15929-3

GESUNDNAH AOK Baden-Württemberg, Zähneknirschen: Stress als häufigste Ursache | GESUNDNAH AOK Baden-Württemberg, www.aok.de/bw-gesundnah/vorsorge-und-gesundheit/zaehneknirschen-stress-als-haeufigste-ursache

Gosselin, Robert, E. MD, PhD; Hodge, Harold, D. PhD: Clinical Toxicology of Commercial Products. Williams & Wilkins, Baltimore, 5th edition 1984, ISBN 970-68-3036-329; oder **Ludigs, Hans**: Fluoride und die Geschichte der US-amerikanischen Zahnmedizin, ca. 1900–1950. Masterarbeit, Konstanzer Online-Publikations-System (KOPS), Konstanz, 2013, https://kops.uni-konstanz.de/bitstream/handle/123456789/28022/Ludigs_280226.pdf

Graf, Karlheinz, Dr. med. dent.: Störfeld Zahn. Der Einfluss von Zähnen und zahnärztlichen Werkstoffen auf die Gesundheit. Urban & Fischer Verlag, München, 2010, ISBN 978-3-437-58570-8

Guyton, Arthur C., M. D.: Textbook of Medical Physiology. W. B. Saunders Company, Philadelphia, London, Toronto, 6th Edition 1981, ISBN 0-7216-4394-9

Hellinger, Bert: Ordnung der Liebe. Carl-Auer-Systeme Verlag, 2000, ISBN 978-3-89670-000-6

Hoffmann-La Roche: Roche Lexikon Medizin. Urban & Schwarzenberg Verlag, München, Wien, Baltimore, 3. neu bearbeitete Auflage, 1993, ISBN 978-3-541-11213-1

Klein, Stefan: Da Vincis Vermächtnis oder wie Leonardo die Welt neu erfand. Fischer Verlag, Frankfurt am Main, 2008, ISBN 978-3-10-039612-9

Klügl, Gerhard: Über mich. Auf: www.aurachirurgie.li

Klügl, Gerhard & Fritze, Tom: Quantenland. Ein Leben als Aurachirurg. Arkana Verlag, München, 2012, ISBN 978-3-442-33898-6

Klügl, Gerhard & Fritze, Tom: Aurachirurgie. Wie sich der Körper über sein Energiefeld heilen lässt. Goldmann Verlag, überarbeitete Neuausgabe 2022, ISBN 978-3-422-22301-5

Kobau, Christian Dr. med. Dr. med. dent. Dr. phil.: Ganzheitlich und Naturheilkundlich Orientierte Zahnmedizin. Eine Verbindung von östlichem Wissen – Ratgeber für Arzt und Patient. Kobau Verlag, Klagenfurt, ISBN 978-3-9500303-4-4

Künlen, Mathias Dr. med.: Lehrbuch der Aurachi-rurgie. BoD – Books on Demand, Norderstedt, 2017, ISBN 978-3-7448-7069-6

Lackner, Roland: Zähne und Spagyrik. Foitzick Verlag, Augsburg, 2012, ISBN 978-3-929338-90-4

Mezey, Szilvia, Dr.: The human masseter muscle revisited: First description of its coronoid part. Ann Anat. 2021, Dec2; 240:151879. doi: 10.1016/j.aanat.2021151879. Epub ahead of print. PMID: 34863910

Radlanski, Ralf J., Prof. Dr. Dr., Charité: www.zwp-online.info/zwpnews/dental-news/branchenmeldungen/gibt-es-maennliche-und-weibliche-zaehne

Schreckenbach, Dirk, Dr. med. dent.: Zahngeflüster, Die Zähne, Spiegelbild deiner Seele, Portal zur Gesundheit. Homburg, 2006, ISBN 978-3-9810827-5-3

Volkmer, Dietrich, Dr. med. dent.: Mars im Spiegel. Mythologisch bißliche Betrachtungen. Energetik Verlag, Bruchsal, ISBN 978-3-925 806-22-9

Zahnpartner, Die: www.diezahnpartner.de/2017/06/26/schoene-zaehne-als-visitenkarte/